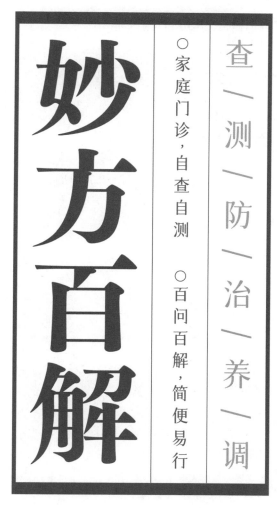

妙方百解

查一测一防一治一养一调

○家庭门诊，自查自测 ○百问百解，简便易行

邹嘉玉◎主编

U0259536

江西科学技术出版社

江西·南昌

图书在版编目（CIP）数据

妙方百解 / 邹嘉玉主编 . -- 南昌 : 江西科学技术
出版社 , 2024. 8. -- ISBN 978-7-5390-9012-2

Ⅰ . R212

中国国家版本馆 CIP 数据核字第 202433JY29 号

国际互联网（Internet）地址：
http://www.jxkjcbs.com
选题序号：**ZK2024009**

妙方百解

邹嘉玉　主编

MIAOFANG BAIJIE

出版 发行	江西科学技术出版社
社址	南昌市蓼洲街 2 号附 1 号
	邮编：330009　电话：(0791)86623491　86639342(传真)
印刷	江西千叶彩印有限公司
经销	各地新华书店
开本	710 mm × 1000 mm　1/16
印张	14
字数	175 千字
版次	2024 年 8 月第 1 版
印次	2024 年 8 月第 1 次印刷
书号	ISBN 978-7-5390-9012-2
定价	68.80 元

赣版权登字 –03–2024–128

在生活工作都是快节奏的当下，随着工作压力的日益加大，人们的身心健康问题逐渐凸显。健康与养生成为越来越多人重视的议题。人们渴望在忙碌的生活中找到保持身心健康的"金钥匙"，以期在追求事业成功的同时，也能拥有健康、幸福的生活。

身心健康的重要性无须多言，它是我们追求美好生活的基石。然而，如何在快节奏的生活中找到适合自己的养生之道，是一个值得深入探讨的问题。为让广大读者有一本实用、全面的养生指南，编者以自己多年临床经验为基础，编写《妙方百解》一书。本书旨在帮助大家在繁忙的生活中实现健康与幸福的平衡，让养生成为生活的一部分，而非负担。

在编写过程中，编者力求内容的准确性与实用性，同时也注重可读性与趣味性。本书不仅对养生理论进行深入浅出的阐释，让读者对养生有一个全面、系统的认识；还通过生动具体的实例分析，让读者在轻松愉快的阅读中，收获养生的知识与乐趣。此外，编者还结合现代人的生活习惯和健康状况，对每种妙方进行详细的解读与分享，帮助读者朋友更好地认识自己的身体，掌握养生的诀窍。

在这个信息爆炸的时代，养生知识层出不穷，但并非所有的信息都是可靠的。因此，望读者朋友需要保持清醒的认识，运用本书为您提供的信息，审慎选择适合自己的养生方法。《妙方百解》正是您值得信赖的养生指南，它汇集古今中外的养生智慧，为您提供实用、可靠的养生建议。

衷心希望，《妙方百解》能成为您养生路上的良伴，陪伴大家在追求健康与幸福的道路上越走越远。同时也期待更多的读者朋友能够关注养生、传播养生知识，共同营造一个更加健康、美好的社会。

编者

2024 年 7 月

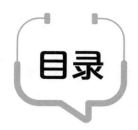

目录

 养生常识 ·001

男性常见疾病方药 ·196

养生常识

养生常识

01 每天早晨一杯温开水，清肠解毒，唤醒身体

每天早晨一杯温开水能够滋润干燥的喉咙，还能为身体提供充足的水分，帮助调节体温，维持身体的正常代谢。更重要的是，这对于清肠解毒具有显著的效果。经过一夜的休息，身体的各个器官都进入一种相对静止的状态，此时，一杯温开水可以促进肠道蠕动，加速排便，将体内的毒素和垃圾排出体外，让身体更加轻松和健康。

02 多摄入蔬菜水果，补充丰富的维生素和膳食纤维

蔬菜和水果是人们日常饮食中不可或缺的重要部分。它们富含丰富的维生素和膳食纤维，有助于维持健康和促进身体机能的正常运作。

蔬菜中蕴含的维生素种类繁多，如维生素 A、维生素 C 和维生素 K 等。维生素 A 对于维护良好的视力和皮肤健康至关重要；维生素 C 则具有抗氧化作用，有助于提高免疫力，减少感冒等疾病的发生；维生素 K 在骨骼健康方面发挥着重要作用。摄入足够的蔬菜，可以确保获得这些必要的维生素。

水果同样是维生素和膳食纤维的重要来源。柑橘类和草莓等水果富含维生素 C，多吃此类水果不仅可以增强免疫力，还有助于维持皮肤的光泽和弹性。水果中的膳食纤维对于促进肠道蠕动和预防便秘非常有益。经常食用水果，不仅可以满足人们对美味的需求，还能为健康加分。

为充分摄入蔬菜和水果中的维生素和膳食纤维，可以尝试多样化的饮食方式。每天选择不同颜色的蔬菜和水果，如红色的西红柿、橙色的胡萝卜、绿色的菠菜和紫色的紫甘蓝等搭配。此外，可以尝试将蔬菜和水果融入各种菜肴中，如沙拉、炒菜和炖汤等，让它们在餐桌上占据重要位置。

总之，多摄入蔬菜水果是维持健康的关键。我们应该确保身体获得足够的维生素和膳食纤维，从而保持健康、活力四射的生活状态。

03　少吃油炸、烧烤食物，减少致癌物质摄入

　　油炸与烧烤食物在美食界一直备受青睐，然而，随着健康意识的提升，人们开始认识到这类食物中潜藏的健康风险。在高温油炸和烧烤过程中，食物中的脂肪酸在高温下氧化，生成多种对人体有害的化合物，其中一些甚至具有潜在的致癌性。

　　为了维护健康，应尽量避免过多摄入这类食物。在日常饮食中，可以选择更为健康的烹饪方式，如蒸、煮、炖等，这些方式既能保留食物的营养成分，又能降低致癌物质的产生。此外，多摄入富含抗氧化物质的食物，如新鲜水果、蔬菜等，也有助于清除体内的自由基，降低致癌物质对身体的损害。

　　同时，还应该养成良好的饮食习惯，保持饮食均衡，避免过度依赖某一类食物。适量摄入优质蛋白质、膳食纤维等营养素，有助于提高身体免疫力，降低患病风险。

　　总之，少吃油炸、烧烤食物是维护健康的重要一步。通过选择健康的烹饪方式和饮食习惯，可以更好地保护自己的身体，享受健康的生活。

04　适量摄入优质蛋白质

　　优质蛋白质是身体不可或缺的重要营养素，它对于维持身体的正常运转和增强免疫力具有至关重要的作用。除了鱼肉和豆腐之外，还有许多食物也富含优质蛋白质，值得人们在日常饮食中加以关注。

　　鸡蛋就是另一个优质蛋白质来源。无论是水煮蛋、煎蛋还是蒸蛋，都能提供丰富的蛋白质和人体必需的氨基酸。同时，鸡蛋中还含有丰富的维生素和矿物质，如维生素 D、维生素 B 群以及钙、磷等，对于维持骨骼健康、促进新陈代谢大有裨益。但消化不良者不宜吃水煮蛋与煎蛋，易引发口臭。

　　此外，奶制品也是优质蛋白质的重要来源。酸奶和奶酪等奶制品中不仅含有丰富的蛋白质，还富含钙质和维生素 D，有助于维护骨骼健康。同时，奶制品中的乳酸菌还有助于调节肠道菌群，促进消化吸收，对奶及奶制品消化不良者可选择其他方式补充蛋白质。

　　坚果和种子也是值得推荐的蛋白质来源。它们不仅富含蛋白质，还富含不饱和脂肪酸、维生素和矿物质。例如，杏仁、核桃、葵花籽等，不仅美味可口，还能为身体提供丰富的营养。

　　总之，适量摄入优质蛋白质对于维护身体健康至关重要。

05 饭后散步，促进消化，防止脂肪堆积

用餐结束半小时后再轻松地漫步，不仅能够有效地促进食物的消化吸收，而且有助于防止脂肪在体内堆积。这种平和的运动方式，可以让我们的身体在享受美食之后，依然保持健康的状态。散步时，随着步伐的节奏，肠胃的蠕动也会相应加强，从而加快食物通过消化道的过程，帮助分解和消耗多余的热量。长期坚持饭后散步，还能够有助于调节身体的代谢机能，对于预防肥胖有着积极的作用。此外，散步还有利于促进血液循环，加强心脏功能，同时也能让我们的大脑得到放松，缓解一天工作或学习后的疲劳。所以，饭后不妨花些时间散步，它不仅能带来身体上的益处，还能让我们的心情变得更加愉悦。

06 每天保证 7~8 小时睡眠，养足精神

在快节奏的生活中，人们往往容易忽视睡眠的重要性。良好的睡眠不仅有助于养足精神，更是维持身心健康的关键。每天保证 7~8 小时的睡眠，是在忙碌之余给予自己最好的关爱。

当我们拥有充足的睡眠，醒来的那一刻，精神焕发，思维敏锐，无论是面对工作的挑战，还是处理生活琐事，都能更加积极。而且，充足的睡眠还有助于提高免疫力，降低生病的概率，让身体更加健康。

当然，在保证充足睡眠时间的同时，也要注意睡眠的质量。尤其是要睡好"子午"觉，即每天 23 点至次日 1 点和每天 11 点至 13 点保证自己处于睡眠状态。良好的睡眠环境、舒适的床铺、放松的心情都是保证高质量睡眠的重要因素。此外，还可以尝试一些有助于睡眠的小技巧，比如，睡前泡个热水澡、喝杯热牛奶、听听轻音乐等，这些都能帮助自己更好地进入梦乡。

07 睡前泡脚，舒缓疲劳，提高睡眠质量

夜幕降临，劳累一天的你，是否渴望一份宁静与放松，让疲惫的身体得到彻底的舒缓？睡前泡脚，正是追求健康生活的理想选择。

将双脚浸入温热的水中，仿佛有一股暖流从脚底蔓延至全身，瞬间驱散了一天的疲惫。在泡脚的过程中，你可以轻轻按摩脚底的穴位，促

进血液循环，缓解肌肉紧张。随着体感温度的逐渐升高，你的身心也慢慢放松下来，仿佛置身于一个宁静的世界。

泡脚不仅有助于舒缓疲劳，还能提高睡眠质量。在泡脚的过程中，你可以深呼吸，感受那份宁静与安详。当你躺在床上时，会发现自己的思绪变得更加清晰，心境更加平和。在这样的状态下入睡，你将拥有一个更加甜美的梦境。

此外，泡脚还有助于改善身体的内环境。寒从脚上起，热水泡脚可以祛风散寒，预防感冒。在泡脚的过程中，身体会逐渐排出多余的湿气与毒素，让你的身体更加健康。长期坚持泡脚，你会发现自己的精神状态更加饱满，生活品质也得到显著提升。

睡前泡脚是一种简单而有效的养生方式。让我们在忙碌的生活中，找到一份宁静与放松，享受那份独特的健康与舒适。

08 勤晒太阳，补充维生素 D，预防骨质疏松

在繁忙的现代生活中，我们常常因为工作、学习或其他种种原因，忽视与大自然的亲密接触。然而，勤晒太阳不仅能让我们的心情变得愉悦，更有助于补充维生素 D，预防骨质疏松等骨骼疾病。

太阳是地球上最重要的自然光源，它为我们带来了光明和温暖。当阳光照射到我们的皮肤上时，皮肤中的 7- 脱氢胆固醇会转化为维生素 D。这种维生素对于维持骨骼健康至关重要，它有助于促进钙的吸收和利用，使骨骼更加坚固。

除对骨骼有益外，维生素 D 还在免疫系统、心血管系统和神经系统等方面发挥着重要作用。缺乏维生素 D 可能导致免疫力下降、心血管疾病风险增加以及神经系统功能异常等问题。因此，勤晒太阳，补充维生素 D，对我们的身体健康至关重要。

当然，晒太阳也需要注意适度。过长时间的暴露在阳光下可能导致皮肤晒伤、老化甚至增加患皮肤癌的风险。因此，在晒太阳时，我们应选择适当的时间和地点，避免在中午时分直接面对强烈的阳光。此外，有人提倡"六月晒背以养阳气"，但此法并非人人适用，需谨慎选择。

09 避免用手挤压痘痘，防止感染留疤

避免用手挤痘痘的主要原因是为预防感染并帮助皮肤恢复。手上携带着细菌，如果用手挤痘痘，可能会导致局部细菌感染，进而加重痘痘的症状。在严重情况下，还可能导致局部留下明显的痘坑或疤痕，影响个人美观。为有效处理痘痘，可以采取以下建议：保持皮肤清洁，使用温和的洁面产品，早晚各洗一次脸，以去除皮肤表面的油脂和污垢，减少痘痘的形成。均衡饮食，避免过多摄入高糖、高脂和辛辣的食物，多吃新鲜蔬菜、水果和富含纤维的食物，有助于改善皮肤状况。保持规律作息，熬夜和作息不规律可能导致内分泌紊乱，从而引发或加重痘痘问题。

因此，要保持良好的作息习惯，寻求专业治疗，如果痘痘问题严重或持续不退，建议前往医院就诊。

10 晨起打哈欠，有助于大脑清醒

晨起打哈欠，仿佛是身体的一种自然仪式，为崭新的一天拉开序幕。随着哈欠的深呼吸，新鲜的空气如涓涓细流般涌入肺部，为身体注入活力。这不仅让大脑瞬间清醒，也仿佛为心灵拂去一夜的尘埃，使人感到神清气爽。

此刻，窗外的阳光透过窗帘的缝隙，洒下斑驳的光影。鸟儿在枝头欢快地歌唱，仿佛在欢迎新的一天的到来。在这样的清晨，打哈欠仿佛成为一种享受，让人在疲惫与困倦中找到片刻的宁静与放松。

在打哈欠的过程中，人们的注意力也会不自觉地集中在这份简单的动作上，暂时忘却生活的纷扰与压力。这种短暂的专注，让人们有机会重新审视自己的内心，感受那份源自内心的平静与力量。

当然，晨起打哈欠并不意味着可以忽视充足的睡眠。充足的睡眠是保持身体健康和精神饱满的关键。只有在保证充足睡眠的前提下，晨起打哈欠才能真正发挥出其应有的效果，让人们在新的一天里充满活力与希望。

所以，让我们珍惜每一个清晨，用打哈欠的方式迎接新的一天吧！让这份简单的动作成为我们生活中的一道亮丽风景线，为我们的生活增添一份别样的色彩。

转动眼球不仅可以帮助缓解眼睛疲劳，还能提高眼睛的灵活性和调节能力。随着现代科技的不断发展，我们的日常生活越来越离不开电子屏幕，长时间盯着电脑、手机等设备，容易让眼睛感到疲劳和干涩。因此，学会正确地转动眼球，对保护眼睛健康具有重要意义。

除常见的顺时针和逆时针转动眼球外，还可以尝试进行上下左右四个方向的眼球转动。在转动过程中，要保持呼吸平稳，不要过于用力或过于迅速，以免对眼睛造成不必要的压力。同时，可以结合深呼吸和放松身体的方法，使整个转动过程更加舒适和自然。

除转动眼球外，还可以通过其他方式来缓解眼睛疲劳。例如，每隔一段时间就离开电脑或手机，远眺一下窗外的景色，让眼睛得到充分的休息。尤其是眺望绿色植物，既可达到放松睫状肌，缓解视疲劳，又可以较好地保护视力。此外，保持充足的睡眠、均衡的饮食以及适当的运动也对眼睛健康有着积极的促进作用。

转动眼球是一种简单而有效地缓解眼睛疲劳的方法。只要我们掌握正确的技巧，并在日常生活中坚持实践，就能有效保护我们的眼睛健康，享受更加清晰、舒适的视觉体验。

常见疾病方药

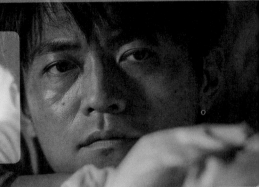

01 失眠
在床上9小时,实际睡着2小时

躺在床上,瞪着天花板,数羊数到 999,仍旧像打了鸡血一样清醒。一个哈欠后终于倦意袭来,恍惚间,却又啪的一声惊醒,一片漆黑中看看时间——起床倒计时 3 小时。这该死的失眠!

🔍 自查自测

☐彻夜不眠　　☐不易入睡　　☐心悸多梦　　☐触事易惊

舌质: ☐红　☐淡　　　**舌苔:** ☐少　☐黄　☐薄　☐黄腻

🏠 家庭预治

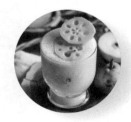

鲜藕梨汁

材料: 鲜藕 1 节,梨 1 个。

做法: 将藕洗净,去藕节与外皮,梨去皮、去核切碎,分别用洁净纱布绞取汁液,二汁合并,代茶饮。

本品清热化痰,除烦安神,用于虚证不寐。

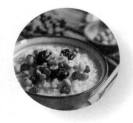

桂圆莲子粥

材料: 圆糯米 60 克,桂圆肉 10 克,去芯莲子 20 克,红枣 6 枚,冰糖适量。

做法: 将莲子洗净,红枣去核,圆糯米洗净,浸泡在水中。圆糯米和莲子放入锅中,加水 600 毫升,小火煮 40 分钟,加入桂圆肉、红枣再熬煮 15 分钟,加冰糖适量,即可食用。每隔一日服用,连服二周,宜早餐食用。

本品养心宁神,健脾补肾,虚证实证均可选用,尤适用于虚证不寐。

对证采药

肝火扰心

☑不寐多梦，甚则彻夜不眠
☑急躁易怒　☑舌红苔黄
☑脉弦而数

龙胆泻肝汤

龙胆草6克，黄芩9克，栀子9克，泽泻12克，木通6克，车前子9克，当归3克，生地黄9克，柴胡6克，甘草6克。

用法：水煎服；亦可制成丸剂，每服6~9克，每日2次，温开水送下。

心脾两虚

☑不易入睡　☑多梦易醒
☑心悸健忘　☑神疲食少
☑舌淡苔薄　☑脉细无力

归脾汤

白术、茯神、黄芪、龙眼肉、酸枣仁各18克，人参、木香各9克，炙甘草6克，当归3克，蜜远志3克。

用法：加生姜、大枣，水煎服。

心肾不交

☑心烦不寐　☑入睡困难
☑心悸多梦
☑舌红少苔　☑脉细数

六味地黄丸合用交泰丸

熟地黄24克，山萸肉、干山药各12克，泽泻、牡丹皮、茯苓各9克，生川黄连15克，肉桂心1.5克。

用法：制成蜜丸，每服9克，每日2~3次；亦可作汤剂，水煎服。

心胆气虚

☑虚烦不寐　☑胆怯心悸
☑触事易惊，终日惕惕
☑舌淡　☑脉弦细

酸枣仁汤合用安神丸加味

炒酸枣仁、生酸枣仁、茯苓、茯神、牡丹皮、白芍各15克，生甘草6克，知母、生地黄各20克，川芎、黄连、当归、白薇各10克，地骨皮、煅龙骨、煅牡蛎各30克。

用法：水煎服。

02 盗汗

半夜惊醒，一身汗

　　许多人在夜晚睡觉中会突然惊醒，浑身大汗淋漓，这种体验并不罕见。这种情况可能是由于人体内部的温度调节机制在睡眠过程中出现异常，导致过度发热所引起的。

🔍自查自测

脉象：☐细弱　　☐细数　　☐细　　☐弦数

舌质：☑红　☑淡　　　**舌苔：**☐少　☐黄　☑薄白　☐黄腻

🏠家庭预治

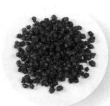

五味子

用法：取北五味子5克，煎汁服用。

功用：敛肺滋肾，生津敛汗。

宜忌：表邪未解，内有实热，咳嗽初期及麻疹初发慎服。

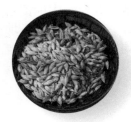

小麦

用法：陈麦若干，煎汤饮用

功用：主益气除热，止自汗盗汗。

宜忌：不与辛辣刺激类同服。

对证采药

肺卫不固

☐汗出恶风，稍劳尤甚
☐易于感冒
☐体倦乏力，面色少华
☐脉细弱，苔薄白

玉屏风散

防风 15 克，蜜炙黄芪、白术各 30 克。

用法：散剂，每服 6~9 克，亦可作汤剂，水煎服。

阴虚火旺

☐夜寐盗汗，或有自汗
☐五心烦热，或兼午后潮热
☐两颧色红　☐口渴
☐舌红少苔，脉细数

当归六黄汤

当归、生地黄、黄芩、黄柏、黄连、熟地黄各 6 克，黄芪 12 克。

用法：水煎服，小儿减半。

心血不足

☐睡则汗出，醒则自止
☐心悸怔忡，失眠多梦
☐神疲气短　☐面色少华
☐舌质淡，苔白，脉细

归脾汤

白术、茯神、黄芪、龙眼肉、酸枣仁各 18 克，人参、木香各 9 克，甘草 6 克，当归 3 克，远志 3 克。

用法：加生姜、大枣，水煎服。

邪热郁蒸

☐蒸蒸汗出，汗黏
☐面赤烘热，烦躁
☐口苦　☐小便色黄
☐舌苔薄黄，脉弦数

龙胆泻肝汤

龙胆草 6 克，黄芩 9 克，栀子 9 克，泽泻 12 克，木通 6 克，车前子 9 克，当归 3 克，生地黄 9 克，柴胡 6 克，甘草 6 克。

用法：水煎服，亦可制成丸剂，每服 6~9 克，每日 2 次，温开水送下。

03 肥胖

胖得低头都看不见脚了

肥胖现在是个大问题，不仅让人看起来不太好看，还会影响身体健康。太胖了可能会引发高血压、糖尿病等疾病。要减肥，就要吃得健康点，多动动，还要保持乐观的心态。咱们一起努力，让生活更健康吧！

🔍自查自测

脉象：	□数	□滑	□弦	□涩	□濡细

舌质：□红	□淡胖	舌苔：□黄	□白腻	□白滑	□薄	□薄白

🏠家庭预治

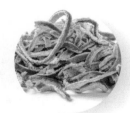

（陈皮山楂饮）

用法：取新会陈皮 1.5 克，北山楂肉 3 克，煮水代茶饮。
功用：理气健脾，燥湿化痰。
宜忌：内有虚热者慎用。

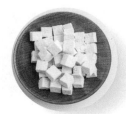

（茯苓）

用法：利水渗湿，健脾。
功用：多煎汁服用，也可煮水，煮粥或煲汤食用。
宜忌：阴虚而无湿热，虚寒滑精，气虚下陷者慎服。

对证采药

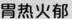

胃热火郁

☐ 肥胖多食，消谷善饥
☐ 大便不爽，甚或干结，尿黄
☐ 口干口苦，喜饮水
☐ 舌质红，苔黄，脉数

白虎汤合小承气汤

生石膏 50 克，知母 18 克，炙甘草 6 克，粳米 9 克，大黄 12 克，厚朴 6 克，炙枳实 9 克。

用法：水煎服。

痰湿内盛

☐ 形体肥胖，身体沉重
☐ 肢体困倦，脘痞胸满
☐ 舌质淡胖或大
☐ 苔白腻或白滑，脉滑

黄连温胆汤加味

川黄连 5 克，法半夏 15 克，广陈皮 10 克，白茯苓 15 克，炙甘草 5 克，竹茹 10 克，枳实 10 克，白术 10 克，天麻 10 克，丹参 15 克，生姜 3 片，红枣 3 枚。

用法：水煎服。

气郁血瘀

☐ 肥胖懒动　☐ 喜叹息
☐ 胸闷胁满　☐ 面晦唇暗
☐ 肢端色泽不鲜，甚或青紫
☐ 舌质暗或有瘀斑瘀点
☐ 舌苔薄，脉弦或涩

血府逐瘀汤

桃仁 12 克，红花 9 克，当归 9 克，生地黄 9 克，川芎 4.5 克，赤芍 6 克，牛膝 9 克，桔梗 4.5 克，柴胡 3 克，枳壳 6 克，甘草 6 克。

用法：水煎服。

脾虚不运

☐ 肥胖臃肿，神疲乏力
☐ 身体困重，脘腹痞闷
☐ 舌质淡胖，边有齿印
☐ 苔薄白或白腻，脉濡细

白金丸合越鞠丸加减

郁金 30 克，明矾 1.5 克，川芎 10 克，炒苍术 15 克，生栀子 12 克，神曲 10 克，制香附 10 克，法半夏 15 克，陈皮 10 克，茯苓 15 克，炙甘草 5 克，山楂根 30 克，北山楂 15 克，红枣 3 枚，生姜 3 片，野灵芝 10 克。

用法：水煎服。

04 便秘

好想实现便便自由

　　快节奏的现代生活让我们时常要面对便秘这个小问题。谈论它似乎总是带着一些尴尬，可它的存在又这么普遍。那么，如何实现便便自由，让我们的生活更加舒适健康呢？

🔍自查自测

脉象： □滑数　　　□弦　　　□细数　　　□沉迟

舌质： □红　■淡　　　**舌苔：** □少　■黄燥　□薄腻　□白

⌂家庭预治

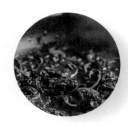

凉拌菠菜

材料：鲜菠菜 250 克，麻油 15 克。

做法：将菠菜洗净，放沸水中烫 3 分钟取出，用麻油拌食，每日 2 次，连服数天。

本品清热润燥通便，用于热证便秘。

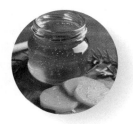

胡萝卜蜂蜜方

材料：胡萝卜 250~300 克，蜂蜜少许。

做法：将胡萝卜煮熟，蘸蜂蜜食用，每日 2 次。

本品滋阴润肠通便。适用于虚证泄泻。

对证采药

热秘

☐ 大便干结，腹胀或痛
☐ 口干口臭　☐ 小便短赤
☐ 面红心烦，或有身热
☐ 舌红，苔黄燥，脉滑数

麻子仁丸

麻子仁 20 克，芍药 9 克，枳实 9 克，大黄 12 克，厚朴 9 克，杏仁 10 克。

用法：药研为末，炼蜜为丸，每次 9 克，每日 1~2 次，温开水送服，亦可作汤剂，水煎服。

气秘

☐ 大便干结，欲便不得出
☐ 或便后不爽，肠鸣矢气
☐ 嗳气频作，胁腹痞满胀痛
☐ 舌苔薄腻，脉弦

六磨汤

沉香、木香、槟榔、乌药、枳实、大黄各 6 克。

用法：水煎服。

阴虚秘

☐ 大便干结　☐ 形体消瘦
☐ 头晕耳鸣　☐ 两颧红赤
☐ 心烦少寐　☐ 潮热盗汗
☐ 舌红少苔，脉细数

增液汤

玄参 30 克，麦冬 24 克，细生地黄 24 克。

用法：水煎服。

阳虚秘

☐ 大便干或不干，排出困难，便清长
☐ 面色白，四肢不温
☐ 腹中冷痛，腰膝酸冷
☐ 舌淡苔白，脉沉迟

济川煎

当归 9~15 克，牛膝 6 克，肉苁蓉 6~9 克，泽泻 4.5 克，升麻 1.5~3 克，枳壳 3 克。

用法：水煎服。

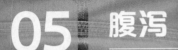

05 | 腹泻

饭是一起吃的，怎么就我总拉肚子

腹泻现象——在共同用餐的环境中，为何仅有个别人出现腹泻情况？这是一个令许多人感到困扰的问题，特别是那些经常与朋友聚餐的人群。在面对相同的食物来源时，为何部分人会出现腹泻症状，而其他人却能够保持健康状态？

🔍 自查自测

脉象： ☐濡缓 　　☐滑数 　　☐濡数 　　☐细弱

舌质： ☑红 　☑淡 　　　**舌苔：** ☐白腻 　☐黄腻 　☐白 　☐厚腻

🏠 家庭预治

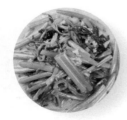

姜汁空心菜

材料：空心菜 500 克，姜汁 20 毫升，蒜末稍许，红椒适量。
做法：洗净的空心菜切大段，红椒切片，锅中注水烧开，倒入空心菜段，加入食用油，拌匀，放入空心菜叶，略煮片刻，加盐，拌匀，捞出装盘。取碗，加姜汁、盐、陈醋、芝麻油，拌匀，浇在空心菜上，放上红椒片即可。

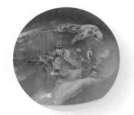

土茯苓绿豆老鸭汤

材料：绿豆 250 克，土茯苓 20 克，鸭肉块 300 克，陈皮、高汤各适量。
做法：锅中放入鸭肉，汆去血水，捞出过冷水。另起锅，注入高汤烧开，加鸭肉、绿豆、土茯苓、陈皮，拌匀，炖至食材熟透。加盐，拌至入味，盛出即可。

对证采药

寒湿内盛

☑泄泻清稀，甚则如水样
☑脘闷食少，腹痛肠鸣
☑舌苔白或白腻，脉濡缓

藿香正气散

大腹皮、白芷、紫苏、茯苓各3克，半夏、白术、陈皮、厚朴、苦桔梗各6克，藿香9克，甘草6克。

用法：散剂，每服6克，再以生姜3片，大枣1枚，煎汤送服；亦可作汤剂，加生姜3片，大枣1枚，水煎服。

湿热中阻

☑泄泻腹痛，泻下急迫
☑或泻而不爽，粪色黄褐臭秽
☑肛门灼热，烦热口渴
☑小便短黄
☑舌质红，黄腻，脉滑数或濡数

葛根芩连汤

葛根15克，甘草6克，黄芩9克，黄连9克。
用法：水煎服。

食滞肠胃

☑腹痛肠鸣，泻下粪便臭如败卵，泻后痛减
☑脘腹胀满　☑嗳腐酸臭，不思饮食
☑舌苔垢浊或厚腻，脉滑

保和丸

山楂18克，神曲6克，半夏、茯苓各9克，陈皮、连翘、莱菔子各3克。

用法：共为末，水泛为丸，每服6～9克，温开水送下；亦可作汤剂，水煎服。

邪热郁蒸

☑大便时溏时泻，迁延反复
☑或完谷不化，伴食少纳呆，脘闷不舒
☑面色萎黄，倦怠乏力
☑舌质淡，苔白，脉细弱

参苓白术散

莲子肉9克，薏苡仁9克，缩砂仁6克，桔梗6克，白扁豆12克，白茯苓15克，人参15克，甘草10克，白术15克，山药15克。

用法：散剂，每服6～10克，大枣煎汤送服；亦可作汤剂，加大枣3枚，水煎服。

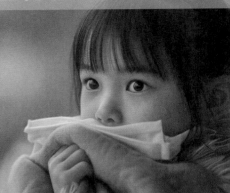

06 鼻炎
睡觉只能用嘴呼吸的痛苦有谁懂

每当夜幕降临，在理应沉浸甜美梦境之际，鼻炎患者却常常觉得不能自由通过鼻子进行呼吸，严重影响睡眠质量。口呼吸不仅影响睡眠，也影响日常生活。

🔍 自查自测

脉象： ☐略浮　　☐浮数　　☐寸浮

舌质： ☑红　　**舌苔：** ☐白　☑白厚　☐薄白　☐薄黄

🏠 家庭预治

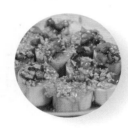

（蒜蓉丝瓜）

用材料：丝瓜300克，蒜20克，盐5克，味精1克，生抽少许。
做法：丝瓜去皮后洗净，切成块状，排入盘中。蒜去皮，剁成蓉，下油锅中爆香，再加盐、味精、生抽拌匀，舀出淋于丝瓜排上。将丝瓜入锅蒸5分钟即可。
本品解毒杀菌，清热通鼻窍。用于急慢性鼻炎。

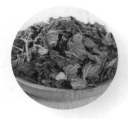

（薄荷）

用法：煮水，代茶饮。
功用：疏散风热，清利头目，利咽透疹，疏肝行气。
宜忌：体虚多汗者不宜使用。

对证采药

风热郁肺

- ☑鼻塞流涕　☑纳呆食少
- ☑咽红
- ☑舌红苔白，脉略浮

桔梗汤合藿胆丸加减

桔梗6克，生甘草3克，藿香5克，桑白皮10克，胆南星5克，黄芩10克，白芷6克，辛夷花6克，鱼腥草15克。

用法：水煎服。

胃积热，风热上犯

- ☑鼻腔奇痒，双眼皮瘙痒难忍
- ☑大便稍结
- ☑舌红苔薄白，左舌边白而厚，脉浮数

清胃散加减

川黄连10克，黄芩10克，生地黄15克，升麻20克，牡丹皮15克，赤芍30克，生甘草15克，当归10克，杭白菊10克，鱼腥草30克，蛇床子3克。

用法：水煎服。

风寒犯肺，湿滞鼻窍

- ☑鼻塞流涕，清浓相间
- ☑半夜须坐起呼吸
- ☑舌红苔薄黄，舌边有齿印，脉弦软

苍耳散合三拗汤加减

辛夷花15克，白芷10克，苍耳子10克，薄荷10克，生甘草6克，炙麻黄3克，光杏仁10克，黄芩10克，防风10克，胆南星10克，藿香10克。

用法：水煎服。

风温犯肺，热邪上熏

- ☑咽红，扁桃体肥大
- ☑纳食尚好，二便调
- ☑舌红，苔薄白，脉寸浮

龙胆泻肝汤

藿香3克，胆南星3克，苍耳子3克，谷精草10克，露蜂房5克，白芷4克，黄芩5克，鱼腥草10克，浙贝母4克，桔梗3克，生甘草3克，防风3克，白术4克，生黄芪10克。

用法：水煎服。

07 脂溢性皮炎

头发油！恨不得在头上装台抽油烟机

脂溢性皮炎是一种对生活品质提出考验的疾病。尤其是对油性发质的人群来说，他们可能会时常感觉头发油脂分泌过多，如同刚从油锅中捞出。这往往令人感到十分无奈，仿佛需要在头部安装一台抽油烟机，才能有效清除。

🔍自查自测

脉象: □浮数

舌质: ☑红　□黄　　　　**舌苔:** ☑暗红　☑赤

🏠家庭预治

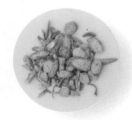

（黄芩）

用法: 单用，煮洗患处。
功用: 清热燥湿，泻火解毒。
宜忌: 苦寒伤胃，脾胃虚寒者不宜使用。

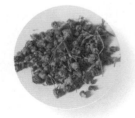

（野菊花）

功用: 清热解毒，泻火平肝。
用法: 煮水擦洗患处。
宜忌: 伤口破溃处不可。

对证采药

风邪蕴阻，湿热上蒸

☑痒疹反复，瘙痒脱屑
☑纳可，二便调
☑舌暗红苔白，脉浮数

三物黄芩汤合升降散加减

黄芩12克，生地黄15克，苦参15克，生大黄10克，僵蚕20克，蝉衣10克，片姜黄10克，郁金30克，贡菊10克。

用法：水煎服。

外感风热

☑痒疹反复发作，瘙痒脱屑
☑舌赤苔黄，脉浮数

皮癣膏

黄柏、白芷各25克，煅石膏、煅蛤粉、五倍子各30克，硫黄、雄黄、铜绿、朱丹各15克，枯矾、胆矾各6克。

用法：上药取净末，研和均匀，加凡士林500克，调和成膏。外擦患处，每日1~2次。

脾虚肾亏，气滞血瘀

☑头或稍抓扯则大把脱落
☑纳尚可，睡眠易惊
☑舌红苔白，脉细弦软

桃红四物汤

白芍药9克，川当归9克，熟地黄12克，川芎6克，桃仁6克，红花6克。

用法：水煎服。

肾气亏虚

☑脱发，肾气亏虚
☑腰膝酸软，饮食睡眠可
☑舌红苔白，脉弦软

左归饮

熟地黄9~30克，山药、枸杞子各6克，炙甘草3克，茯苓4.5克，山茱萸3~6克。

用法：水煎服。

08 脱发

除了头顶到处都是我的头发

每天清晨醒来，枕头上，浴室里，甚至是洗衣机里，都是我的头发。它们仿佛在进行一场无声的抗议，抗议生活的压力，抗议岁月的无情。我试图抓住那些滑落的发丝，但它们总是从我的指尖溜走，如同流逝的时间，一去不复返。

自查自测

脉象： □细弦软　　□细弦无力　　□弦软　　□浮数

舌质： ☑红　□黄　　　　**舌苔：** ☑白

□记忆力差　　　□面色萎黄　　　□晨起腰酸

家庭预治

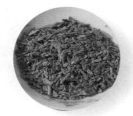

侧柏叶

用法：煮水洗头。
功用：生发乌发。
宜忌：外有创口不可用。

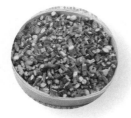

首乌藤

功用：养血安神，祛风通络。
用法：煎服，9~15克。外用适量，煎水洗患处。
宜忌：外有创口不可用。

对证采药

气滞血瘀	桃红四物汤合水陆二仙丹加减

☑脱发
☑记忆力差，缺乏自信心
☑心烦，睡眠易惊
☑舌红苔白，脉细弦软

桃仁泥 10 克，川红花 6 克，当归尾 10 克，当归身 10 克，川芎 10 克，白芍 15 克，熟地黄 15 克，金樱子 30 克，芡实 30 克，北山楂 15 克，柏子仁 10 克，制首乌 15 克，鸡血藤 30 克，大活血 30 克，桑葚子 15 克，枸杞 10 克，生黄芪 30 克，红景天 15 克，西红花 1 克泡水饮并嚼服（另包）。

用法: 水煎服。

气血不足	八珍汤合水陆二仙丹加减

☑头发稀疏
☑面色萎黄，动则气短
☑形体消瘦，纳呆食少
☑失眠，不易入睡
☑舌红苔白，脉细弦

当归 10 克，川芎 10 克，白芍 10 克，熟地黄 15 克，太子参 15 克，茯苓 15 克，炒白术 10 克，炙甘草 6 克，北山楂 15 克，何首乌 20 克，砂仁 5 克，麦冬 10 克，山茱萸 10 克，金樱子 15 克，芡实 15 克，鸡血藤 30 克，枸杞 15 克。

用法: 水煎服。

肾阴亏虚，气虚血弱，发失所养	左归饮合甘麦大枣汤加减

☑脱发　　☑极易疲劳，有时突然心慌，晨起腰酸
☑纳香，眠可，二便调
☑舌红苔白，脉弦软

熟地黄 15 克，山茱萸 10 克，山药 15 克，枸杞 15 克，怀牛膝 15 克，茯苓 12 克，淮小麦 30 克，红枣 6 枚，炙甘草 8 克，制何首乌 15 克，当归 15 克，肉苁蓉 15 克，巴戟天 15 克，杜仲 15 克，胡芦巴 10 克，川续断 15 克，炙黄芪 25 克。

用法: 水煎服。

压力性脱发	二仙丸

☑精神压力大，可伴忧思、焦虑抑郁
☑失眠，或难以入睡
☑舌红苔黄，脉浮数

侧柏叶（焙干）240 克，当归（全身）120 克。

用法: 上药忌铁器，共研末，以水调和为丸，如梧桐子大。每服 50～70 丸，早、晚各 1 服，以黄酒或盐汤送服。

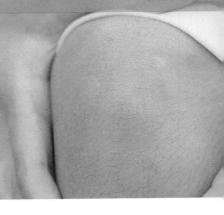

09 风湿性关节炎
关节疼痛此起彼伏

　　风湿性关节炎具有复杂多变的症状表现，其病程往往呈现出不稳定的特点。有时疼痛感可能会突然加剧，给患者带来极大的痛苦，而有时疼痛感又可能暂时减轻，为患者带来短暂的舒缓。然而，这种缓解往往是短暂的，疼痛很快便会再次发作。

🔍自查自测

脉象: □细弦　　□细弦软偏数　　□沉细软　　□微数

舌质: ■红　□淡　■暗红　□淡红　**舌苔:** ■白腻　□白　□黄润

🏠家庭预治

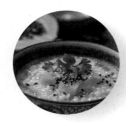

（薏米木瓜粥）

材料: 薏米100克，木瓜1个。

做法: 将薏米洗净，泡一晚上，木瓜洗净，去皮切块，薏米放入电高压锅，加1000毫升左右的水，加入切好的木瓜，按煮粥键。

本品祛风除湿，疏通经络。用于风湿热痹。

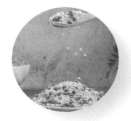

（绿豆薏米炒饭）

材料: 水发绿豆70克，水发薏米75克，米饭170克，胡萝卜丁、芦笋丁各50克。

做法: 沸水锅中倒入泡好的绿豆、薏米，用大火煮开后转中火续煮30分钟至食材熟软。起油锅炒萝卜丁与芦笋丁。放入煮好的绿豆和薏米，炒匀，倒入米饭，压散，炒约1分钟至食材熟软，加入生抽、盐、鸡粉，翻炒均匀即可。

本品清热祛湿，用于寒湿痹证。

对证采药

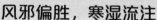

风邪偏胜，寒湿流注	乌头汤加减
☑背部游走性疼痛 ☑舌红尖甚，苔白腻 ☑舌中部有纵粗短裂 ☑脉细弦软偏数	生麻黄6克，制川乌6克，制草乌6克，赤芍15克，白蜜1匙，生甘草10克，生黄芪15克，汉防己10克，海桐皮15克，豨莶草15克，制伏水1.5克，防风10克。 用法：水煎服。
风寒外袭，湿邪滞络	芍桂知母汤合乌头汤加减
☑走路臀部痛 ☑纳呆食少，天寒疼痛加重 ☑舌红苔白，脉细弦数	桂枝10克，白芍15克，炙甘草6克，生麻黄3克，干姜5克，白术6克，知母15克，防风12克，黑附片6克，制川乌3.5克，制草乌3.5克，细辛3克，独活10克，炙黄芪25克，汉防己10克，生石膏25克，淫羊藿15克，川牛膝15克，红枣5枚，北柴胡10克。 用法：水煎服。
寒滞经脉，筋失所养	芍桂知母汤合乌头汤加味
☑双下肢酸胀疼痛、怕冷，僵硬，不能屈伸 ☑口渴，纳可 ☑舌淡暗红，苔黄润，脉沉细软而微数	桂枝15克，白芍30克，生麻黄5克，生姜3片，知母12克，防风15克，白术10克，炙甘草6克，制川乌6克，草乌6克，黄芪25克，细辛5克，汉防己12克，生石膏30克，独活10克，枫荷梨30克，千斤拔30克，红枣5枚，全蝎10克，乌梢蛇15克。 用法：水煎服。
脾虚血弱，筋脉失养	二仙丸
☑手指及右膝疼痛，屈伸不利；痛处游走不定 ☑舌淡红苔白，舌边有齿痕，脉细弦软微数	生黄芪30克，桂枝10克，当归10克，甘草6克，海桐皮15克，豨莶草15克，独活6克，羌活6克，制马钱子1.5克，防风10克，白芍15克，台乌药10克，白术10克。 用法：水煎服。

10 类风湿关节炎
四肢的小关节肿胀,还跟免疫力有关系

类风湿关节炎是一种影响四肢小关节,如手腕、脚踝、指关节的自身免疫性疾病。其症状包括关节肿胀、疼痛和僵硬,这些症状可能会反复发作,长期累积可能导致关节破坏,影响患者的日常活动能力。

🔍自查自测

脉象: □浮缓　　□浮弱　　□濡缓　　□浮数　　□滑数

舌质: ▣红　□淡　　　**舌苔:** □白　▣白腻　□黄腻　▣黄燥

⌂家庭预治

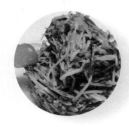

(豌豆苗拌香干)

材料:豌豆苗90克,香干150克,彩椒40克,蒜末少许,盐、鸡粉各3克,生抽4毫升,芝麻油2毫升,食用油适量。
做法:香干、彩椒切成条,备用。锅中注水烧开,倒入食用油、盐、鸡粉、香干、彩椒,煮半分钟。加入豌豆苗,煮至断生。将焯好的食材装入碗中,放入蒜末、生抽、鸡粉、盐。淋入芝麻油即可。
本品适用于本病各证。

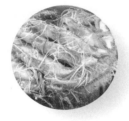

(豉汁蒸马头鱼)

材料:马头鱼500克,姜丝、葱丝、红椒丝、香葱条、姜片各少许,蒸鱼豉油10毫升,食用油适量。
做法;将香葱条摆在盘子中。放上处理好的马头鱼,再放上姜片,备用。用大火蒸15分钟至其熟透。拣去姜片和香葱条,摆上葱丝、姜丝、红椒丝。倒入蒸鱼豉油,锅中注油烧热,浇在鱼身上即可。
本品适用于本病各证。

对证采药

外感风寒表虚

☑关节肿胀酸痛
☑口不渴
☑苔白，脉浮缓或浮弱

玉屏风散

生黄芪 30 克，白术 12 克，桂枝 12 克，羌活、独活、防己、当归、白芍各 12 克，桑枝 30 克，炙甘草 6 克。

用法：水煎服，同时配合针灸、外洗方治疗。

湿邪内盛

☑肌肉酸楚、重着、疼痛
☑关节活动不利
☑肌肤麻木不仁
☑舌质淡，苔白腻，脉濡缓

复方三蛇酒

白花蛇 1 条，蕲蛇 30 克，乌梢蛇 30 克，蜈蚣 5 条，防己 30 克，防风 30 克，全蝎 10 克，蜣螂虫 10 克，露蜂房 5 克，生地黄 30 克，羌活 30 克，忍冬藤 30 克，海风藤 30 克，金雀花根 30 克，桑枝 30 克，甘草 30 克，高粱酒 2500 毫升。

用法：诸药捣碎，浸入酒内，1 周后即可服。每次 10~15 毫升，亦可制成丸剂或片剂，均有良效。

寒湿证

☑肢体肿胀
☑手足困重
☑舌质淡，苔白腻，脉濡缓

薏苡仁汤

当归 3 克，芍药 3 克，薏苡仁 3 克，麻黄 3 克，肉桂 3 克，甘草 3 克，苍术 12 克。

用法：上锉散，每服七钱，生姜三片，煎服。

风湿热痹

☑肢体关节疼痛，活动不利
☑局部灼热红肿，得冷则舒
☑舌质红，苔黄腻或黄燥，脉滑数或浮数

白虎加桂枝汤

知母 18 克，甘草 6 克，石膏 50 克，粳米 6 克，桂枝 9 克。

用法：为粗末，每服五钱，水一盏半，煎至八分，去滓，温服，汗出愈。

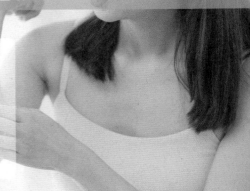

11 神经性皮炎

一到秋冬季,就想伸进秋衣里挠痒痒

随着秋风的渐起,皮肤水分的流失逐渐加剧,导致皮肤干燥,每当夜幕降临,那种难以言表的瘙痒感便会悄然而至,如同无数小虫在肌肤上爬行,令人难以忍受。人们不禁想要伸手入衣,寻找一丝丝的温暖和舒缓。

🔍 自查自测

□虫虱咬伤　　　**脉象:** □微浮　　□微弦　　□濡缓

舌质: ☑红　☑淡　　**舌苔:** □淡黄　□微黄　☑白

⊕ 家庭预治

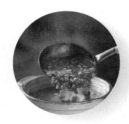

（薏苡红豆粥）

材料: 红豆 50 克,薏苡仁 50 克,白糖适量。

做法: 把红豆和薏苡仁一起洗净加水煮粥,煮到红豆酥烂加入糖食用,每日 2 次。

本品清热、除湿、止痒,用于风湿证。

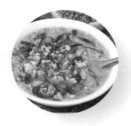

（海带绿豆汤）

材料: 海带 15 克,绿豆 30 克,薄荷 12 克。

做法: 取水发海带,切成丝,绿豆淘洗净,与海带丝一齐入锅大火煮沸,煮至绿豆开花后,放入装有薄荷的纱布包,再沸后取出纱布包即成。作茶饮,每日 1~2 剂。

本品清热解暑、养心安神、祛风止痒,用于夏季暑热时皮肤疼痒者。

对证采药

肺卫失固，风邪外犯，郁而化燥

☐ 多处肌肤一抓则起斑疹
☐ 全身燥热瘙痒不适
☐ 纳香眠可，二便调
☐ 舌红苔淡黄，脉微浮

玉屏风散合三物黄芩汤加味

防风 15 克，漂白术 10 克，生黄芪 25 克，黄柏 15 克，知母 15 克，生地黄 15 克，苦参 15 克，黄芩 10 克，路路通 30 克，郁金 15 克，蝉衣 6 克。

用法: 水煎服。

风热交阻，脉络失疏

☐ 颈肩部、指根部成片粟粒状丘疹，瘙痒无度
☐ 舌红苔微黄，舌中细碎裂纹，脉微弦

大青龙汤加味

生麻黄 6 克，桂枝 10 克，白芍 15 克，炙甘草 6 克，百部 15 克，生石膏 30 克，龙衣 10 克，防风 15 克，白术 10 克，生黄芪 30 克，当归 10 克，川红花 10 克，桃仁泥 10 克，红枣 5 枚，生姜 3 片，路路通 30 克，白鲜皮 15 克，桑白皮 15 克。

用法: 水煎服。

虫虱咬伤

☐ 虫虱咬伤，瘙痒不止

百部酒

百部 300 克，75% 酒精 600 毫升。

用法: 将百部碾碎置酒精中，浸泡 7 昼夜，过滤去渣备用。治疗时用棉棒毛刷蘸涂。

湿热内蕴

☐ 瘙痒溃烂
☐ 舌淡苔白，脉濡缓

皮炎涂抹方

五虎丹 10 克，樟脑、柳酸各 15 克，95% 酒精 500 毫升。

用法: 上药以乳钵充分研至无明显粗颗粒为度，分装进酒精中密封备用。用时以棉签蘸药搽皮损，每日搽 1~2 次。

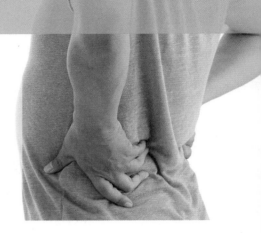

12 腰椎间盘突出
久坐久站都不行

在科技日益进步和工作模式不断革新的现代社会中，腰椎间盘突出问题愈发普遍。这既归因于工作压力的持续增大，亦与生活方式改变导致的久坐久站现象密切相关。我们必须认识到，无论是长时间的坐姿还是站姿，均对脊柱健康构成严重威胁。

自查自测

脉象: □细软　□细弦软　□细微数　□沉细无力　□略浮

舌质: ■红　　　**舌苔:** □白　□腻

家庭预治

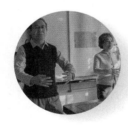

（八段锦）

方法：习练八段锦。

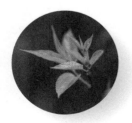

（杜仲叶）

功用：补肝肾，强筋骨。
用法：煮水代茶饮，或煲汤时适用。
宜忌：阴虚火旺者慎用。

对证采药

肝血不足，筋脉失养

☑椎间盘突出
☑腰腿痛，行走不利
☑舌红苔白，脉细软，左细弦软

芍药甘草汤加味

白芍 15 克，炙甘草 6 克，山萸 10 克，熟地黄 15 克，葫芦巴 10 克，巴戟天 10 克，肉苁蓉 10 克，川续断 10 克，杜仲 20 克，独活 10 克，怀牛膝 15 克，夏天无 10 克。

用法：水煎服。

肝肾亏虚，气血凝滞，瘀血闭阻

☑右腰腿痛伴双手麻木，卧床不起
☑肌肉中度萎缩
☑纳，眠尚可
☑舌红苔白，脉细微数

三痹汤加味

独活 10 克，川续断 15 克，北防风 10 克，秦艽 10 克，细辛 3 克，当归尾 10 克，当归身 10 克，川芎 10 克，白芍 30 克，生地黄 15 克，桂枝 10 克，茯苓 15 克，杜仲 20 克，川牛膝 10 克，怀牛膝 10 克，党参 15 克，炙甘草 6 克，北黄芪 30 克，桃仁泥 10 克，川红花 10 克，徐长卿 15 克，千斤拔 50 克，西红花 1.5 克（分两次泡服）。

用法：水煎服。

风寒凝滞，经络闭阻

☑腰部放射状疼痛
☑双膝拘急疼痛
☑纳、眠尚好，二便通调
☑舌红苔白，脉沉细无力

三痹汤加减

羌活 10 克，独活 10 克，生黄芪 35 克，川续断 15 克，川牛膝 15 克，党参 15 克，北防风 15 克，细辛 3 克，当归 10 克，川芎 10 克，白芍 15 克，桂枝 10 克，茯苓 15 克，炒杜仲 20 克，炙甘草 6 克，熟地黄 15 克，黑附片 10 克，秦艽 10 克，制川乌 5 克，制草乌 5 克。

用法：水煎服。

气滞血瘀，风寒相搏

☑颈枕部麻木，酸胀
☑肩井处及手臂冷痛感
☑面色淡黄
☑舌红苔稍腻脉略浮

九味羌活汤

羌活 10 克，防风 10 克，细辛 5 克，苍术 10 克，白芷 10 克，川芎 10 克，黄芩 10 克，生甘草 6 克，生地黄 15 克。

用法：水煎服。

13 肺结节

再不治就变"癌"了

　　肺结节——这几个字眼在体检报告上显得格外刺眼，像是一个冷酷无情的审判者，突然降临在我的生活中。网上关于肺结节的信息，那些医学术语和复杂的解释，仿佛一片迷雾，让人更加迷茫。

🔍自查自测

脉象： □细　　　　□数　　　　□细数　　　　□微细　　　　□虚大无力

舌质： ■边尖红　　□红　　■干　　■光淡隐紫　　**舌苔：** □薄　　□薄黄

🏠家庭预治

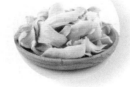

百合

用法：蜜炙百合，煮粥。
功用：养阴润肺。

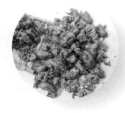

蝉蜕

用法：煮水，代茶饮。
功用：疏散风热，利咽开音。
宜忌：孕妇慎用。

对证采药

肺阴亏损

- ☑ 干咳，咳声短促
- ☑ 胸部隐隐闷痛
- ☑ 午后手足心热
- ☑ 皮肤干灼，口干咽燥
- ☑ 舌边尖红，苔薄，脉细或兼数

月华丸

白菊花60克，桑叶60克熬膏，将阿胶化入膏内和药，稍加炼蜜为丸，如弹子大。

用法：每服1丸，含化，每日3次。

虚火灼肺

- ☑ 呛咳气急，痰少质黏
- ☑ 时时咯血，血色鲜红
- ☑ 口渴，心烦，失眠
- ☑ 舌红而干，苔薄黄或剥，脉细数

百合固金汤

熟地黄、生地黄、当归身各9克，白芍、甘草各3克，桔梗、玄参各3克，贝母、麦冬、百合各6克。

用法：水煎服。

气阴耗伤

- ☑ 咳嗽无力，气短声低，咳痰清稀色白
- ☑ 自汗与盗汗并见
- ☑ 纳少神疲，便溏
- ☑ 舌质光淡，边有齿印，苔薄，脉细弱而数

保真汤

当归、生地黄、熟地黄、黄芪、人参、白术、甘草、白茯苓各5克，天门冬、麦门冬、白芍、黄柏、知母、五味子、软柴胡、地骨皮、陈皮各10克，莲心5克。

用法：水煎服。

阴阳虚损

- ☑ 咳逆喘息少气，咳痰色白，或夹血丝
- ☑ 面浮肢肿，肢冷形寒
- ☑ 舌质光淡隐紫，少津
- ☑ 脉微细而数，或虚大无力

补天大造丸

人参60克，黄芪、白术各90克，当归、枣仁、炒远志、甘草、炒白芍、山药、茯苓各45克，枸杞子、大熟地黄各120克，鹿角500克，龟板240克，鹿角与龟板同熬膏。

用法：蜜丸，每服9克。

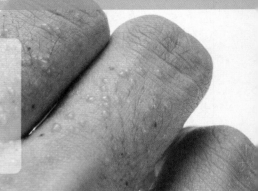

14 汗疱疹
拿着体检单的我，慌了

"好想抠破它！"这是许多汗疱疹患者内心的呼声。这些小水泡就像一群调皮捣蛋的小鬼，总是在你最不注意的时候，悄悄地爬上你的手掌、手指，甚至脚趾，然后给你来个"突然袭击"，让你痒得直想挠破它们！

🔍 自查自测

脉象： □细弱　　□细数　　□细　　□弦数

舌质： ▨红　▨淡　　　**舌苔：** □薄白　▨少　□白　□薄黄

🏠 家庭预治

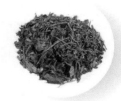

【紫花地丁】

用法：煎汤，擦洗患处。
功用：清热解毒，凉血消肿。
宜忌：伤口破溃处慎用。

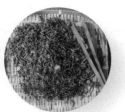

【蒲公英】

用法：煎汤，擦洗患处。
功用：清热解毒，消肿散。
宜忌：伤口破溃处慎用。

对证采药

肺卫不固

- ☑ 汗出恶风，稍劳尤甚
- ☑ 易于感冒
- ☑ 体倦乏力，面色少华
- ☑ 脉细弱，苔薄白

玉屏风散

防风15克，黄芪、白术各30克。

用法：散剂，每服6~9克；亦可作汤剂，水煎服。

阴虚火旺

- ☑ 夜寐盗汗，或有自汗
- ☑ 五心烦热或兼午后潮热，两颧色红，口渴
- ☑ 舌红少苔，脉细数

百合固金汤

熟地黄、生地黄、当归身各9克，白芍、甘草各3克，桔梗、玄参各3克，贝母、麦冬、百合各6克。

用法：水煎服。

心血不足

- ☑ 睡则汗出，醒则自止
- ☑ 心悸怔忡，失眠多梦
- ☑ 神疲气短，面色少华
- ☑ 舌质淡，苔白，脉细

归脾汤

白术、茯神、黄芪、龙眼肉、酸枣仁各18克，人参、木香各9克，甘草6克，当归3克，远志3克。

用法：加生姜、大枣，水煎服。

邪热郁蒸

- ☑ 蒸蒸汗出，汗黏，易使衣服黄染　☑ 面赤烘热，烦躁口苦　☑ 小便色黄，舌苔薄黄，脉象弦数

龙胆泻肝汤

龙胆草6克，黄芩9克，栀子9克，泽泻12克，木通6克，车前子9克，当归3克，生地黄9克，柴胡6克，甘草6克。

用法：蜜丸，每服9克。

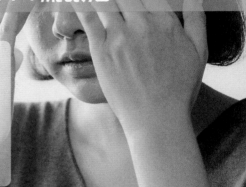

15 用眼过度

妈妈问我为什么对着PPT流眼泪

在现代社会，面对电子屏幕是一种无法避免的情况。长时间面对屏幕，不仅可能引发眼睛疲劳，还可能导致视力下降、眼干燥症等眼部问题，对我们的健康造成潜在威胁。因此，我们需要合理使用电子设备，保护眼睛健康。

🔍 自查自测

脉象： ☐弦数　☐少力　☐细弦软　☐微数　☐细弦　☐细弦数

舌质： ☑红　☑微红　　**舌苔：** ☐薄白　☐白　☐稍腻

🏠 家庭预治

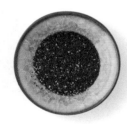

（青葙子）

功用：清肝泻火，明目退翳。
用法：煎服，9~15克。
宜忌：青光眼者禁用。

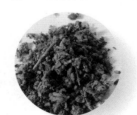

（密蒙花）

用法：煎水熏洗眼部。
功用：养肝明目，退翳。

对证采药

肾阴亏耗，肝火上炎

☑视物不清
☑纳尚可，大便结
☑舌红苔薄黄
☑脉弦数，重按少力

四妙勇安汤合升降散化裁

金银花30克，当归尾10克，玄参10克，生甘草5克，生大黄10克，郁金30克，蝉衣10克，僵蚕15克，片姜黄10克，牛蒡子30克，杭菊花10克，赤芍30克，决明子30克。

用法：水煎服。

劳视伤血，神水受灼

☑双眼干涩，少寐并口干
☑纳尚可，二便调
☑舌红舌尖微红甚苔白
☑脉细弦软而微数

麦门冬汤合甘麦大枣汤加减

北沙参20克，天冬10克，麦冬10克，扁豆10克，炙甘草6克，淮小麦30克，生栀子12克，淡豆豉10克，桑白皮15克，山药30克，红枣6枚，丹参30克，沙苑子30克。

用法：水煎服。

肝肾阴亏，虚火上灼

☑眼内干涩，似有异物摩擦视物模糊
☑舌红苔白，舌边稍腻，脉细弦

杞菊地黄汤加减

杭白菊10克，枸杞15克，生地黄10克，山茱萸15克，山药15克，当归10克，麦冬10克，北沙参15克，夜明砂15克，川黄连6克，生甘草6克，川芎10克，白芍10克，牛蒡子10克。

用法：水煎服。

肝郁化火，气机郁滞，邪热上扰

☑双眼干涩，闭眼灼热加重
☑乏力疲倦，昏昏欲睡，注意力难于集中
☑纳尚可，二便调
☑舌红苔白，脉细弦数

四逆散合酸枣汤加味

北柴胡10克，枳实10克，白芍15克，炙甘草6克，炒枣仁10克，茯神15克，知母15克，川芎10克，生栀子12克，淡豆豉10克，漂白术10克，当归10克，生远志10克，薄荷10克，煅龙骨30克，煅牡蛎30克。

用法：水煎服。

16 粉刺，痤疮，长痘痘

轻松搞定脸上的小疙瘩

粉刺，痤疮，长痘痘，这些让人烦恼的面部小问题，常常让我们的肌肤看起来不够光滑细腻。不过，不用担心，只要掌握正确的护肤方法，这些小疙瘩就不再是问题。

🔍 自查自测

□口燥咽干　　□口渴面赤　　□口干舌燥

舌质: ■红　　**舌苔:** □黄　　**脉象:** □弦而虚　□数　□滑数

🏠 家庭预治

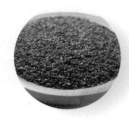

（车前子）

用法: 煮水，代茶饮。
功用: 清肝明目。
宜忌: 孕妇及肾虚滑精者慎用。

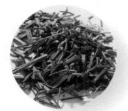

（穿心莲）

功用: 清热解毒，燥湿消风。
用法: 煎汤洗或研粉敷。
宜忌: 不宜久用。

对证采药

肝郁化热，冲任失调

☑痤疮，以额、下颏居多
☑心烦易怒，两胁作痛，头痛目眩
☑口燥咽干，脉弦而虚

逍遥散合泽兰汤加减

北柴胡 10 克，白芍 10 克，当归身 10 克，当归尾 10 克，川芎 10 克，茯苓 10 克，漂白术 10 克，炙甘草 6 克，薄荷 10 克，熟地黄 15 克，刘寄奴 15 克，泽兰 10 克，淫羊藿 15 克，枸杞 15 克，桑葚子 15 克，太子参 20 克，女贞子 15 克，旱莲草 15 克。

用法：水煎服。

心胃火炽，郁热上熏

☑心胸烦热，口渴面赤
☑舌红，脉数

导赤散合栀子豉汤加减

生地黄 15 克，川木通 6 克，生甘草 6 克，竹叶 20 克，升麻 15 克，炒栀子 15 克，淡豆豉 15 克，北柴胡 10 克，车前子 15 克，赤芍 15 克，白芍 15 克，牡丹皮 10 克，蒲公英 15 克，当归尾 10 克。

用法：水煎服。

肝胆火旺，热毒瘀滞

☑面部痤疮，红肿瘙痒
☑日久形成紫瘀斑块
☑舌红苔黄，脉弦数有力

龙胆泻肝汤加味

龙胆草 6 克，北柴胡 6 克，生栀子 10 克，黄芩 10 克，车前子 15 克，木通 6 克，泽泻 10 克，生地黄 15 克，牡丹皮 10 克，赤芍 15 克，当归尾 10 克，生甘草 10 克，鱼腥草 30 克，杭白菊 10 克。

用法：水煎服。

肝郁气滞，胃热上熏

☑粉刺，好食肥甘厚腻、辛辣食品
☑口干舌燥，舌红苔黄，脉滑数

清胃散合四逆散加减

当归尾 10 克，牡丹皮 10 克，黄连 10 克，生地黄 15 克，赤芍 30 克，醋柴胡 10 克，白芍 30 克，炒枳壳 10 克，生甘草 10 克，藿香 10 克，仙鹤草 30 克，生石膏 25 克，郁金 10 克，绿萼梅 15 克，田七花 10 克。

用法：水煎服。

17 呕吐

仿佛整个世界都在围着我，一直转

　　呕吐，作为一种蕴藏着复杂的生理和心理机制的生理现象。它的突然来袭常常令人感到无助和不适，甚至可能让人仿佛置身于混沌的世界之中，因此了解其背后的原因和机制对于应对这一生理反应至关重要。

自查自测

脉象: □濡　　□滑实有力　　□软

舌质: ■边红　　**舌苔:** ■白腻　　□厚腻　　□微黄

家庭预治

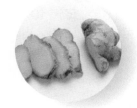

（生姜）

用法: 嚼服或煮水代茶饮。
功用: 温中止呕。

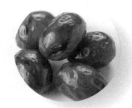

（大枣）

用法: 煮水代茶饮或用于煲汤。
功用: 补中益气。

对证采药

外邪犯胃

☑突然呕吐，频频犯恶
☑胸脘痞闷，伴有恶寒发热，头身疼痛
☑舌苔白腻，脉濡

藿香正气散

大腹皮、白芷、紫苏、茯苓各3克，半夏曲、白术、陈皮、厚朴、苦桔梗各6克，藿香9克，甘草6克。

用法: 散剂，每服6克，再以生姜3片、大枣1枚，煎汤送服; 亦可作汤剂，加生姜3片、大枣1枚，水煎服。

饮食停滞

☑呕吐酸腐量多，嗳气厌食
☑脘腹胀满，得食更甚，吐后反快　☑大便秘结或溏泄，气味臭秽
☑舌苔厚腻，脉滑实有力

保和丸

山楂18克,神曲6克,半夏、茯苓各9克,陈皮、连翘、莱菔子各3克。

用法: 共为末，水泛为丸，每服6~9克，温开水送下，亦可作汤剂，水煎服。

痰饮内阻

☑面部痤疮，红肿瘙痒
☑日久形成紫瘀斑块
☑舌红苔黄，脉弦数有力

小半夏汤合苓桂术甘汤

半夏6克，生姜3克，茯苓12克，白术9克，桂枝9克，甘草6克。

用法: 水煎服。

肝气犯胃

☑粉刺，好食肥甘厚腻、辛辣食品
☑口干舌燥，舌红苔黄，脉滑数

四七汤

半夏12克，厚朴9克，茯苓12克，生姜15克，苏叶6克。

用法: 水煎服。

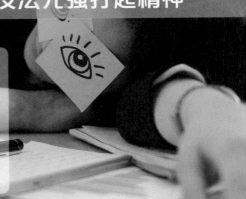

18 嗜睡

再十万火急的事情也没法儿强打起精神

　　嗜睡严重干扰正常的工作与学习进程。无论是参与关键性会议、应对紧急任务，还是处理日常琐碎事务，都深受这种沉重困倦感的束缚。身体在默默发出警告，急需休息以恢复体力，而大脑则陷入混沌状态，难以有效集中精力处理任何事务。

🔍自查自测

脉象: □虚缓　　□细弦　　□虚软　　□细弱

舌质: ▢淡　　**舌苔:** □白　□薄白

🏠家庭预治

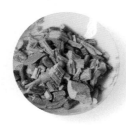

【葫芦】

功用: 利水消肿。
用法: 煮水或煮粥。
宜忌: 有显著利尿作用，有尿路疾病者慎用。

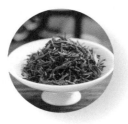

【茶叶】

功用: 清利头目，除烦止渴；消食化痰，利尿解毒。
用法: 取茶叶 3-5 克，煮水饮用。
宜忌: 不可过量，防止醉茶。

对证采药

中阳不振，痰湿蕴结

☑手足烦热，咽干口燥
☑舌淡苔白，脉细弦

小建中汤合理中丸加减

大嫩桂枝 10 克，白芍 10 克，大红枣 5 枚，炮姜 5 克，炙甘草 6 克，党参 10 克，炒白术 10 克，黑附片 10 克，茯苓 30 克，茯神 30 克，饴糖 1 匙（烊入）。

用法：水煎服。

脾虚气滞，运化失健

☑呕吐痞闷，不思饮食，脘腹胀痛，消瘦倦怠或气虚肿满等
☑舌淡苔白，脉虚缓

香砂六君子汤加味

西党参 15 克，焦白术 10 克，茯苓 30 克，炙甘草 6 克，法半夏 10 克，砂仁 6 克，薏苡仁 30 克，云木香 10 克，陈皮 10 克，薏苡仁 30 克，木通 10 克。

用法：水煎服。

中气不足，脾虚胃弱

☑饮食减少，体倦肢软
☑少气懒言，面色萎黄
☑大便稀薄　☑脉虚软

补中益气汤加味

生黄芪 50 克，西洋参 10 克，白术 10 克，陈皮 10 克，当归 10 克，升麻 15 克，北柴胡 15 克，葛根 15 克，炙甘草 6 克，砂仁 5 克，海螵蛸 25 克，红枣 6 枚，生姜 3 片，羌活 10 克。

用法：水煎服。

心脾两虚，气血不足，卫外不固

☑心悸怔忡，健忘失眠
☑盗汗虚热，食少体倦
☑面色萎黄
☑舌淡，苔薄白，脉细弱

归脾汤合牡蛎散加减

党参 20 克，炙黄芪 35 克，白术 10 克，当归 10 克，茯神 15 克，炙甘草 6 克，生远志 10 克，炒酸枣仁 10 克，广木香 10 克，龙眼肉 10 克，煅龙骨 30 克，煅牡蛎 30 克，浮小麦 30 克，麻黄根 10 克，红枣 5 枚，生姜 3 片。

用法：水煎服。

19 痔疮

上厕所都不敢用力的痛苦

痔疮，这个看似不严重却常常让人痛苦不堪的问题，让许多人在上厕所时都感到心有余悸。那种坐在马桶上，却不敢用力排便的尴尬和痛苦，只有经历过的人才能真正理解。

🔍自查自测

脉象: □濡数　　□数　　□弦

舌质: ■红　　**舌苔:** □黄腻　□黄　■薄

□口苦，口干　　□脘腹胀痛　　□肠鸣矢气

家庭预治

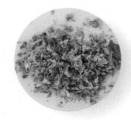

（槐花）

用法: 煎服，5~10克。
功用: 凉血止血，清肝泻火。

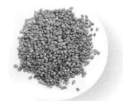

（麻子仁）

用法: 煎服，10~15克。
功用: 润肠通便。

对证采药

湿热下注，血络损伤

☑肛门红肿，便时出血
☑口苦，口干
☑舌质红，苔黄腻，脉濡数

乙字汤加味

生大黄 10 克，北柴胡 15 克，升麻 15 克，生甘草 10 克，当归 10 克，子黄芩 15 克，炒荆芥 6 克，槐花 15 克，败酱草 30 克，夏枯草 15 克，益母草 30 克，田七粉 3 克（冲服）。

用法：水煎服。

火热下迫，血络损伤

☑便前出血，或便后出血，或粪中带血 ☑痔疮出血，血色鲜红或晦暗
☑舌红苔黄，脉数

乙字汤合槐花散加减

北柴胡 15 克，升麻 15 克，黄芩炭 12 克，制大黄 10 克，当归尾 12 克，生甘草 10 克，槐花 10 克，炒荆芥 10 克，葛根 15 克，益母草 30 克。

用法：水煎服。

肠胃燥热

☑大便干结，小便频数
☑脘腹胀痛
☑舌红苔黄，脉数

麻子仁丸加减

炒枳壳 10 克，当归 10 克，生地黄 15 克，火麻仁 15 克，炒莱菔子 15 克，光杏仁 10 克，生大黄 6 克，栝楼仁 6 克，炙甘草 5 克，槐花 10 克，炒厚朴 10 克。

用法：水煎服。

脾虚气滞，传导失职，脉络瘀阻

☑胸胁满闷，脘腹胀满
☑或有嗳气纳呆，肠鸣矢气
☑苔薄，脉弦

润燥汤加减

升麻 10 克，炒枳壳 15 克，生地黄 15 克，生大黄 10 克，当归身 15 克，火麻仁 20 克，桃仁泥 10 克，川红花 10 克，炒莱菔子 15 克，炙甘草 6 克，漂白术 35 克，核桃仁 35 克，郁李仁 10 克。

用法：水煎服。

20 偏头痛
恶心,想吐,畏光,怕吵

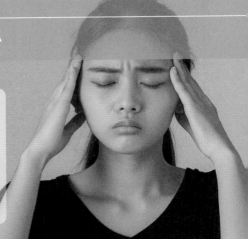

偏头痛乃神经系统疾病中较为常见的一种,其显著特征在于头痛的反复发作,且通常伴有恶心、呕吐、畏光以及惧噪声等症状。此类症状对于患者的日常生活和工作造成了严重的困扰,为他们带来了巨大的痛苦和不便。

🔍自查自测

脉象: □细弱　　□浮　　□弦滑

舌质: □淡　　**舌苔:** □薄白　■白腻

□盗汗虚热　　□目眩鼻塞　　□胸膈痞闷

🏠家庭预治

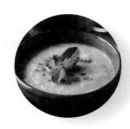

薄荷粳米粥
材料:粳米 100 克,薄荷 30 克,冰糖适量。
做法:将薄荷煎汤备用,将粳米淘洗干净,加水煮粥,当粥将成时,加入冰糖适量及薄荷汤,再煮一二沸即可。
本品清利头目,可用于外感头痛。

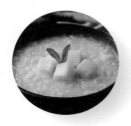

橘皮山药粥
材料:鲜橘皮 30 克,干品 15 克,半夏 10 克,山药 10 克,大米 100 克。
做法:将橘皮、半夏煎取药汁,去渣之后加入淘洗干净的大米、山药,加适量水,武火煮沸后转以小火熬煮成稀粥。日服 1 剂,温热食用。
本品理气止痛,补脾益肾。用于内伤头痛。

对证采药

心脾两虚，肾精不足

- ☑ 心悸怔忡，健忘失眠
- ☑ 盗汗虚热，食少体倦，面色萎黄
- ☑ 舌淡，苔薄白，脉细弱

归脾汤加味

生黄芪30克，白术10克，党参12克，当归12克，茯神15克，木香6克，龙眼肉10克，炙远志10克，炒酸枣仁12克，枸杞10克，炙甘草5克，女贞子15克，生姜3片，红枣3枚。

用法：水煎服。

风邪上犯，升降失调，经气上逆

- ☑ 偏正头痛或巅顶头痛
- ☑ 恶寒发热，目眩鼻塞
- ☑ 舌苔薄白，脉浮

川芎茶调散加减

川芎12克，荆芥6克，防风10克，羌活10克，细辛3克，白芷10克，绿茶3克，藁本10克，当归10克，生黄芪30克，川红花5克，地龙12克。

用法：水煎服。

风寒上犯，阻扰清空

- ☑ 恶寒发热，鼻塞
- ☑ 苔薄白，脉浮

川芎茶调散加味

川芎10克，荆芥10克，防风10克，细辛3克，薄荷10克，白芷10克，甘草10克，绿茶3克，羌活10克，地龙10克。

用法：水煎服。

痰湿蕴积，肝风挟痰，逆而上扰

- ☑ 眩晕，头痛
- ☑ 胸膈痞闷，恶心呕吐
- ☑ 舌苔白腻，脉弦滑

半夏白术天麻汤加味

法半夏10克，白术15克，天麻12克，茯神15克，陈皮10克，生甘草6克，红枣3枚，生姜3片，钩藤10克，竹茹12克，石决明30克。

用法：水煎服。

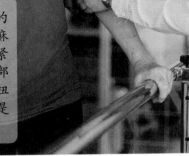

21 中风

肢体麻木、嘴角歪斜，我还能恢复如常吗

　　中风（脑卒中），这一突如其来的健康危机，常常让人措手不及。肢体麻木，仿佛是身体的一部分被冰冷的手紧紧握住，失去往日的灵活与活力。面部肌肉可能会出现无法控制的抽搐或扭曲，导致嘴角偏向一侧。这些都可能是中风导致脑部神经受损的信号。

🔍自查自测

脉象： □沉细　　□沉细弱　　□细弱　　□弦滑　　□弦数

舌质： ☑瘦淡　■淡胖　□齿痕　☑红绛　　**舌苔：** ☑白　□腻　□黄腻

🏠家庭预治

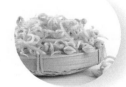

（黄豆芽）

用法：与黑木耳或牛肉同炒。

功用：清热明目、补气养血、消肿除痹、润肌肤、防止牙龈出血及心血管硬化以及降低胆固醇等。

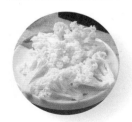

（花菜）

用法：与香菇同炒。

功用：阻止胆固醇氧化，防止血小板凝结成块，从而减少心脏病和中风的危险。

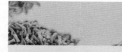

对证采药

髓海不足

- ☑起居怠惰，或倦怠嗜卧
- ☑行走缓慢，动作笨拙
- ☑腰胫酸软，齿枯发焦
- ☑脑转耳鸣，目无所见
- ☑舌瘦色淡，脉沉细

七福饮

人参、熟地黄、当归各6克，炒白术4.5克，炙甘草3克，枣仁6克，制远志1.5克。

用法：水二钟，煎七分，饭后半小时温热状态下服用。

脾肾亏虚

- ☑反应迟钝，易惊善恐
- ☑食少纳呆，或呃逆不食
- ☐口涎外溢，四肢不温
- ☑舌淡胖有齿痕，舌苔白或腻
- ☑脉沉细弱，两尺尤甚

还少丹

熟地黄60克，酒浸牛膝45克，枸杞45克，山药45克，茯苓30克，小茴香30克，杜仲30克，远志30克，五味30克，巴戟天30克，肉苁蓉30克，茱萸30克，石菖蒲15克。

用法：加枣肉，制成蜜丸，盐水或酒送服。

气血不足

- ☑不识人物，言语颠倒
- ☑多梦易惊，少言寡语
- ☑倦怠少动，面唇无华
- ☑纳呆食少，大便溏薄
- ☑舌淡苔白，脉细弱

补中益气汤加味

白术、茯神、黄芪、龙眼肉、酸枣仁各18克，人参、木香各9克，甘草6克，当归3克，远志3克。

用法：加生姜、大枣，水煎服。

心肝火旺

- ☑急躁易怒，烦躁不安
- ☑头晕目眩、头痛、耳鸣如潮
- ☑口臭、口疮、尿赤、便干
- ☑舌红绛，苔黄腻，脉弦滑或弦数

天麻钩藤饮

天麻9克，钩藤12克，生决明18克，山栀、黄芩各9克，川牛膝12克，杜仲、益母草、桑寄生、夜交藤、茯神各9克。

用法：水煎服。

当我第一次听到医生说出"关节退行性变"这个词的时候，我简直无法相信自己的耳朵。我才30多岁，怎么可能会有这种老年人才会得的病呢？然而，当我看到X线片上的结果，我不得不承认，我确实拥有70来岁的膝盖。

🔍自查自测

脉象： ☐濡缓　　☐弦紧　　☐浮　　☐浮缓

舌质： ☑淡　**舌苔：** ☐白　☐微黄　☑白腻　☐薄白　☑薄腻

☐手足困重　☐肌肤寒冷感　☐腰膝酸软　☐疼痛呈游走性

🏠家庭预治

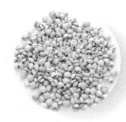

（薏苡仁）

用法：与猪骨煲汤食用。
功用：利水渗湿，除痹通络。
宜忌：孕妇慎用。

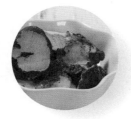

（猪苓）

用法：水煎服。
功用：利水渗湿。

对证采药

气虚卫弱

☑全身肌肉酸楚、重着、疼痛
☑关节活动不利肌肤麻木
☑或有肿胀，手足困重
☑舌质淡，苔白腻，脉濡缓

芍桂知母汤加味

桂枝 15 克，白芍 30 克，炙甘草 10 克，生麻黄 5 克，生姜 3 片，白术 10 克，知母 20 克，防风 10 克，黑附片 10 克，生石膏 50 克，威灵仙 20 克，红枣 8 枚，全当归 15 克，千年健 30 克。

用法：水煎服。

寒湿凝滞

☑肢体关节剧痛，痛有定处
☑关节屈伸不利，肌肤寒冷感
☐口淡不渴，恶风寒
☑舌质淡，苔薄白，脉弦紧

乌头汤加味

制川乌 6 克，制草乌 6 克，生麻黄 5 克，桂枝 10 克，知母 20 克，白芍 30 克，细辛 3 克，防风 15 克，徐长卿 30 克，炙甘草 10 克，生石膏 50 克，乌梢蛇 20 克，千斤拔 30 克，枫荷梨 30 克，红枣 5 枚，生姜 3 片。

用法：水煎，分 3 次服。

阳虚气弱，风寒相搏

☑不识人物，言语颠倒
☑多梦易惊，少言寡语
☑倦怠少动，面唇无华
☑纳呆食少，大便溏薄
☑舌淡苔白，脉细弱

麻细附子汤合九味羌活汤加味

生麻黄 5 克,细辛 5 克,黑附片 10 克,桂枝 10 克,炙甘草 6 克,白芍 15 克,防风 15 克,羌活 10 克,川芎 10 克，苍术 10 克，白芷 10 克，黄芩 10 克，制川乌 6 克，制草乌 6 克，生地黄 15 克，独活 10 克,生石膏 15 克,红枣 5 枚,生姜 3 片。

用法：水煎服。

心肝火旺

☑肢体多关节疼痛，屈伸不利
☑疼痛呈游走性
☑舌质淡，苔薄白或薄腻，脉浮或浮缓

天麻钩藤饮

桂枝 10 克，白芍 15 克，炙甘草 6 克，生麻黄 3 克，干姜 5 克，白术 6 克，知母 15 克，防风 12 克，黑附片 6 克，制川乌 3.5 克，制草乌 3.5 克，细辛 3 克，独活 10 克，炙黄芪 25 克，汉防己 10 克，生石膏 25 克，淫羊藿 15 克，川牛膝 15 克，红枣 5 枚，北柴胡 10 克。

用法：水煎服。

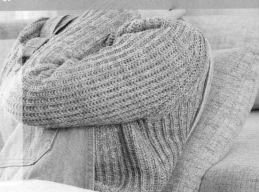

23 颈椎反弓
别总低头,颈椎会变形

　　颈椎反弓不仅会引发颈椎的疼痛感、僵硬感和不适感,还可能进一步导致头痛、头晕、手臂麻木等多种症状。若长期忽视,还可能诱发颈椎病、颈椎间盘突出等严重健康问题,给患者的日常生活和工作带来极大的不便和困扰。

🔍自查自测

脉象: □细数　　□沉细　　□濡缓

舌质: ■红　■淡　　　**舌苔:** □少　　□白

□腰膝酸软　　□颈项僵直　　□关节酸重疼痛　　□骨蒸潮热

🏠家庭预治

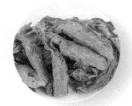

（肉苁蓉）

用法: 水煎服。
功用 : 补肾阳,益精血。
宜忌: 虚火旺,热结便秘,大便溏泻者不宜服用。

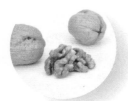

（核桃仁）

功用: 补肾,温肺。
用法: 炒食、煮粥、当零食均可。
宜忌: 阴虚火旺、痰热咳嗽及便溏者不可用。

对证采药

肝肾亏虚

- ☑ 素感疲倦、腰膝酸软
- ☑ 舌红少苔，脉细数

威灵苁蓉汤

威灵仙 15 克，肉苁蓉 15 克，熟地黄 15 克，青风藤 15 克，丹参 15 克。

用法：每日 1 剂，煎 2 遍和匀，分 2 次服；或研末炼蜜为丸，每粒 10 克，每服 1 粒，每日 2 次。

外感风寒

- ☑ 颈项僵直，或感痹痛
- ☑ 得温则减
- ☑ 舌淡苔白，脉象沉细

乌头汤加味

生草乌 10 克，细辛 10 克，洋金花 6 克，冰片 10 克。

用法：先将前 3 味药研成末，用 50% 酒精 300 毫升浸入，冰片另用 50% 酒精 200 毫升浸入，每日搅拌 1 次，约 1 周后全部溶化，滤去渣，将 2 份药液和匀，用有色玻璃瓶贮藏。每次用棉球蘸药液少许涂痛处或置于痛处片刻，痛止取下，每天 2~3 次。

湿痹拘挛

- ☑ 关节酸重疼痛
- ☑ 舌淡苔白，脉濡缓

白芍木瓜汤

白芍 30 克，木瓜 13 克，鸡血藤 13 克，葛根 10 克，甘草 10 克。

用法：水煎服，分 2 次服。

肝肾两虚

- ☑ 关节变形，屈伸不利
- ☑ 畏寒肢冷，头晕目眩
- ☑ 骨蒸潮热，面色潮红
- ☑ 心烦口干，失眠
- ☑ 舌质红，少苔，脉细数

天麻钩藤饮

天麻 9 克，钩藤 12 克（后下），生决明 18 克（先煎），山栀、黄芩各 9 克，川牛膝 12 克，杜仲、益母草、桑寄生、夜交藤、朱茯神各 9 克。

用法：水煎服。

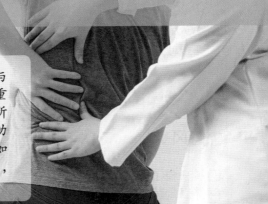

24 肌肉劳损
肌肉酸痛，压痛

　　肌肉劳损主要表现为肌肉酸痛与压痛，多因肌肉过度使用或承受过重负荷所致。对日常生活与工作均有所影响，日久可导致长期疼痛及肌肉功能障碍。劳损之成因颇为多样，诸如重复性劳动，长时间维持同一姿势，过度运动等。

🔍自查自测

脉象：□沉细无力　　□浮　　□浮缓　　□沉弱　　□弦紧

舌质：☑淡　　　　**舌苔：**□白　□薄白　☑薄腻

□畏寒肢冷　　　□自汗神疲

⊕家庭预治

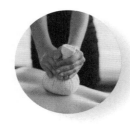

（热敷）

用法：取粗盐若干，微波加热，热敷患处。
功用：加速局部血液循环，缓解疼痛。
宜忌：兼有外伤者不可用。

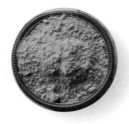

（干姜粉）

用法：取干姜粉若干，以白酒或温水冲兑，涂抹于患处。
功用：温通经脉。
宜忌：兼有外伤者忌用。

对证采药

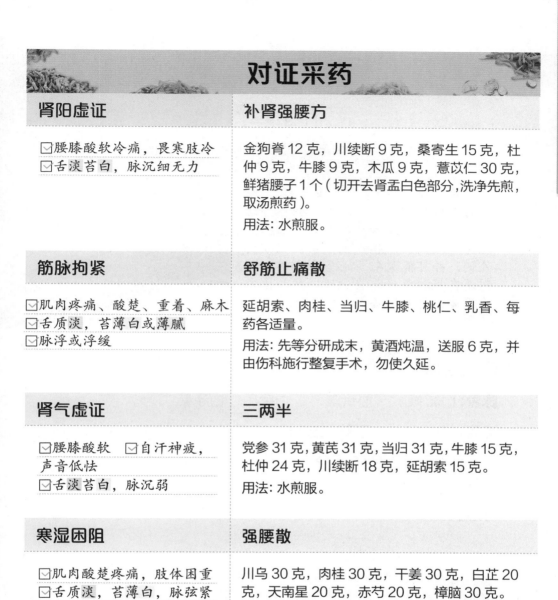

肾阳虚证	补肾强腰方
☑腰膝酸软冷痛，畏寒肢冷 ☑舌淡苔白，脉沉细无力	金狗脊12克，川续断9克，桑寄生15克，杜仲9克，牛膝9克，木瓜9克，薏苡仁30克，鲜猪腰子1个（切开去肾盂白色部分，洗净先煎，取汤煎药）。 用法：水煎服。
筋脉拘紧	舒筋止痛散
☑肌肉疼痛、酸楚、重着、麻木 ☑舌质淡，苔薄白或薄腻 ☑脉浮或浮缓	延胡索、肉桂、当归、牛膝、桃仁、乳香、每药各适量。 用法：先等分研成末，黄酒炖温，送服6克，并由伤科施行整复手术，勿使久延。
肾气虚证	三两半
☑腰膝酸软　☑自汗神疲，声音低怯 ☑舌淡苔白，脉沉弱	党参31克，黄芪31克，当归31克，牛膝15克，杜仲24克，川续断18克，延胡索15克。 用法：水煎服。
寒湿困阻	强腰散
☑肌肉酸楚疼痛，肢体困重 ☑舌质淡，苔薄白，脉弦紧	川乌30克，肉桂30克，干姜30克，白芷20克，天南星20克，赤芍20克，樟脑30克。 用法：将上药共研为细粉末，每次用30~50克，开水冲调如糊状，摊于纱布上，趁热时敷贴于痛处，隔日1换。

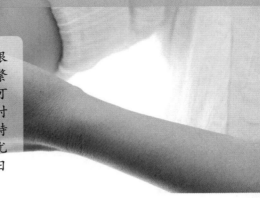

25 网球肘
不是只有打网球才会有

网球肘（肱骨外上髁炎），不只限于打网球的人员，实际上，任何频繁使用手肘和手腕活动的人员，均有可能诱发此病症。疼痛主要出现在手肘外侧，并可能放射至前臂和手腕。特别是在握持或提起重物时，疼痛感尤为显著，严重时甚至可能干扰患者日常生活。

🔍自查自测

脉象: □沉微　　□弦涩　　□弦　　□浮紧

舌质: ▨淡　　**舌苔:** □白腻　□薄白

□神疲欲寐　□眼睑浮肿　□关节屈伸不利　□项背强直

🏠家庭预治

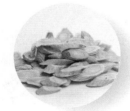

（黄芪）

用法: 切片，煮水，代茶饮。
功用: 补气升阳，行滞通痹。
宜忌: 凡表实邪盛，内有积滞，阴虚阳亢，疮疡初起或溃后热毒尚盛等证，均应慎用。

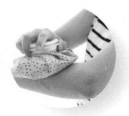

（热敷）

用法: 取粗盐若干，微波加热，热敷患处。
功用: 加速局部血液循环，缓解疼痛。
宜忌: 兼有外伤者不可用。

对证采药

气血亏虚，风寒相搏

- ☑ 素体阳虚，外感风寒
- ☑ 神疲欲寐
- ☑ 脉沉微

麻细附子汤合桂枝汤加减

生麻黄5克，细辛3克，黑附片10克，制川乌6克，制草乌6克，桂枝10克，白芍30克，炙甘草6克，红枣5枚，生姜3片，生石膏35克，羌活10克，防风15克，徐长卿15克，生黄芪30克。

用法：水煎餐后服。

瘀血阻滞

- ☑ 眼睑浮肿
- ☑ 舌质暗紫或有瘀点瘀斑
- ☑ 苔白腻，脉弦涩

化瘀通痹汤

当归18克，丹参30克，鸡血藤21克，制没药9克，制乳香9克，香附12克，延胡索12克，透骨草30克。

用法：每日1剂，水煎2次分服。

痰瘀痹阻

- ☑ 关节屈伸不利
- ☑ 或痰多胸闷
- ☑ 舌淡，苔白腻，脉弦

玉竹汤

玉竹30克，桑寄生30克，鹿含草15克，白术15克，茯苓15克，怀牛膝15克，白芍15克，炙甘草9克。

用法：每日1剂，水煎2次分服。

邪壅经络

- ☑ 头痛，项背强直
- ☑ 恶寒发热，无汗或汗出
- ☑ 肢体酸重，甚至抽搐
- ☑ 舌苔薄白或白腻，脉浮紧

羌活胜湿汤

羌活、独活各6克，藁本、防风、炙甘草各3克，蔓荆子2克，川芎1.5克。

用法：水煎服。

26 高血压

血压高，得先看看是不是有其他问题

　　高血压是一种常见的慢性疾病，可导致心脑血管和肾脏等多处器官的损伤，且在严重情况下，可能危及生命，同时它亦可能是其他疾病的继发表现。因此，在检测到血压升高时，首要任务是排除其他潜在的健康问题。

🔍自查自测

脉象: □浮　　□结代

舌质: ■光　■干　□瘦小　■红　　**舌苔:** □少　□黄腻　■滑数白

□一身皆肿　　□心动悸　　□血压高　　□高血压

⌂家庭预治

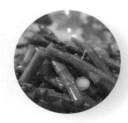

(香蒸蔬菜)

材料: 四季豆50克，芦笋75克，椰子油5毫升，盐3克。
做法: 洗净的四季豆斜刀切段，洗净的芦笋拦腰切断，去老皮，斜刀切段。往备好的碗中放上芦笋、四季豆。加入盐、椰子油，待用。电蒸锅注水烧开，放上食材。加盖，蒸10分钟。揭盖，取出蒸好的蔬菜即可。
本品适用于各证高血压。

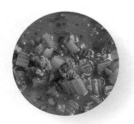

(番茄洋芹汤)

材料: 芹菜45克，瘦肉95克，番茄65克，洋葱75克，姜片少许，盐2克。
做法: 洗净的洋葱、番茄切块，芹菜切段，瘦肉切块。锅中注水烧开，放入瘦肉块，汆片刻，捞出装盘。砂锅中注水烧开，倒入瘦肉块、洋葱块、番茄、姜片，拌匀。大火煮开后转小火煮1小时至熟。放入芹菜段，续煮10分钟，加入盐。搅拌至入味，关火后盛出煮好的汤，装入碗中即可。
本品适用于各证高血压。

对证采药

风邪犯肺，水湿外溢

☑恶风，一身悉肿
☑脉浮不渴
☑自汗出，无大热

麻细附子汤合桂枝汤加减

生麻黄5克，生姜3片，生石膏30克，生甘草6克，红枣5枚，白术10克，茯苓15克，泽泻10克，猪苓15克，苍术10克，光杏仁10克，黄柏10克，炒荆芥6克，赤芍30克，仙鹤草30克，桃仁泥10克，五倍子6克，太子参10克，芡实30克，山药30克。

用法：水煎服。

气虚血弱，心气不足

☑脉结代，心动悸
☑虚赢少气
☑舌光少苔，或质干而瘦小

炙甘草汤加减

炙甘草20克，党参20克，干姜10克，桂枝10克，生地黄20克，麦冬15克，火麻仁15克，红枣6枚，五味子10克，阿胶10克烊服。

用法：水煎服。

痰浊瘀结，胸阳闭阻

☑血压高
☑舌红苔黄腻，脉滑数

栝楼薤白半夏汤加味

法半夏10克，薤白10克，栝楼实15克，白术30克，桃仁10克，川红花10克，当归尾15克，川芎10克，炒枳壳10克，丹参30克，炙甘草6克，白酒50毫升。

用法：加水煎服。

脾肾阳虚，饮停心下

☑高血压，形体虚胖
☑舌苔白，脉浮

苓桂术甘汤合五苓散加味

茯苓30克，桂枝10克，炒白术10克，炙甘草5克，猪苓15克，泽泻25克，黑附片10克，白芍15克，干姜5克，生麦芽30克。

用法：水煎服。

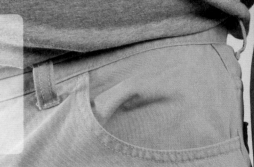

27 高血脂
血脂异常也有可能是遗传因素

　　高血脂，或称血脂异常，乃一普遍存在的健康隐患。通常指血液中诸如胆固醇与甘油三酯等脂质成分含量超标。当这些脂质在血液中过度积聚时，可能诱发一系列严重的健康风险，诸如心脏病、中风及动脉粥样硬化等。

🔍自查自测

脉象：□数　　□滑　　□弦　　□涩　　□濡细

舌质：□红　■淡胖　□大　■暗　■瘀斑瘀点　□齿印

舌苔：□黄　□白腻　□白滑　□薄　□薄白

🏠家庭预治

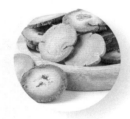

（橘红）

功用：理气宽中，燥湿化痰。
用法：煮水，代茶饮。
宜忌：内有实热，舌赤少津者慎用。

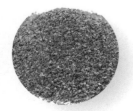

（地肤子）

功用：清热利湿。
用法：煎服 9~15 克。
宜忌：外用适量。

对证采药

胃热火郁

☑肥胖多食，消谷善饥
☑大便不爽、干结，尿黄
☑或有口干口苦，喜饮水
☑舌质红，苔黄，脉数

白虎汤

石膏碎50克，知母18克，炙甘草6克，粳米9克。

用法：水煎，米熟汤成，温服。

痰湿内盛

☑形体肥胖，身体沉重
☑肢体困倦，脘痞胸满
☑嗜食肥甘醇酒，喜卧懒动
☑舌质淡胖或大，苔白腻或白滑，脉滑

导痰汤加减

半夏12克，天南星3克，枳实3克，橘红3克，赤茯苓3克，炙甘草1.5克。

用法：上为粗末。每服9克，水二盏，生姜十片，煎至一盏，去滓，食后温服。

气郁血瘀

☑肥胖懒动，喜太息
☑胸闷胁满，面晦唇暗
☑肢端色泽不鲜，甚或青紫
☑舌质暗或有瘀斑瘀点
☑舌苔薄，脉弦或涩

血府逐瘀汤

桃仁12克，红花9克，当归9克，生地黄9克，川芎4.5克，赤芍6克，牛膝9克，桔梗4.5克，柴胡3克，枳壳6克，甘草6克。

用法：水煎服。

脾虚不运

☑肥胖臃肿，神疲乏力
☑身体困重，脘腹痞闷
☑小便不利，大便溏或便秘
☑舌质淡胖，边有齿印
☑苔薄白或白腻，脉濡细

参苓白术散

莲子肉9克，薏苡仁9克，缩砂仁6克，桔梗6克，白扁豆12克，白茯苓15克，人参15克，甘草10克，白术15克，山药15克。

用法：散剂，每服6~10克，大枣煎汤送服，亦可作汤剂，加大枣3枚，水煎服。

脑梗死

怎么在冬天提前预防脑梗死

脑梗死，是一种由于脑部血管突然阻塞导致脑部缺氧的严重疾病。由于冬季气温低，血管收缩，血压上升，脑梗死的风险也随之增加。因此，了解如何在冬天提前预防脑梗死至关重要。

🔍自查自测

脉象： □虚数　　□浮　　□浮紧　　□沉细弱

舌质： □红嫩　　　**舌苔：** □白　□微黄

□虚烦少气　　□口苦微渴　　□半身不遂　　□足冷面赤

🏠家庭预治

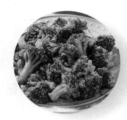

（西蓝花）

功用：清利血管。
用法：榨汁，代茶饮。

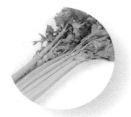

（西芹）

功用：清利血管。
用法：榨汁，代茶饮。

对证采药

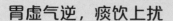

胃虚气逆，痰饮上扰

☑ 虚烦少气，口干
☑ 舌红嫩，脉虚数

橘皮竹茹汤加减

陈皮10克，竹茹15克，炙甘草6克，太子参15克，红枣5枚，生姜3片，法半夏15克，茯苓15克，茯神15克，天麻12克，枳实10克，白术10克。

用法：水煎服。

风邪上扰，清阳闭阻

☑ 肢体酸楚疼痛，口苦微渴
☑ 舌苔白或微黄，脉浮或浮紧

九味羌活汤加减

羌活10克，防风15克，生地黄15克，黄芩10克，细辛3克，白芷10克，川芎15克，薄荷20克，荆芥10克，刺蒺藜30克，生栀子15克，淡豆豉15克，炙甘草6克，醋延胡索15克。

用法：水煎服。

正气亏虚，瘀血内阻

☑ 半身不遂，口眼㖞斜
☑ 语言謇涩，口角流涎
☑ 小便频数或遗尿不禁
☑ 苔白或微黄，脉浮或浮紧

补阳还五汤加味

生黄芪50克，当归10克，川芎10克，桃仁泥10克，川红花10克，赤芍15克，地龙15克，火麻仁10克。

用法：水煎服。

肝肾亏虚，痰热阻络，水火不济

☑ 舌强不能言，足废不能用
☑ 口干不欲饮，足冷面赤
☑ 脉沉

黄连温胆汤合地黄饮加减

川黄连10克，法半夏15克，茯苓15克，茯神15克，竹茹20克，枳实10克，陈皮10克，炙甘草6克，红枣6枚，生姜3片，胆南星10克，淮小麦30克，怀牛膝15克，麦冬15克，山茱萸10克，石斛30克，生地黄15克，五味子10克，石菖蒲10克，生远志10克，肉苁蓉10克，黑附片10克，威灵仙15克。

用法：水煎服。

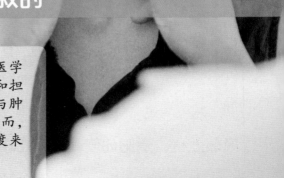

29 甲状腺结节

别慌！结节，还有救的

在听到"甲状腺结节"这一医学术语时，许多人可能会感到紧张和担忧。因为在医学领域，结节往往与肿瘤、癌症等严重病症相关联。然而，我们需要保持冷静，以理性的态度来深入了解甲状腺结节的真实情况。

🔍 自查自测

脉象： □弦滑　　　□弦数　　　□弦细数

舌质： ■红　　**舌苔：** □腻　□微黄　□薄黄　■少　■无

□胆怯易惊　　　□漫肿或结块　　　□心悸不宁

🏠 家庭预治

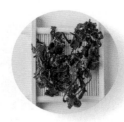

(海藻)

用法：水煎服。
功用：软坚散结。
宜忌：不宜与甘草同用。

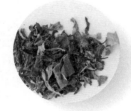

(昆布)

用法：水煎服。
功用：软坚散结。

对证采药

胆寒胃热，痰瘀交结，脉络闭阻

☑胆怯易惊，虚烦不宁，失眠多梦
☑呕恶呃逆，眩晕
☑苔腻微黄，脉弦滑

温胆汤加减

法半夏10克，茯苓15克，广陈皮10克，炙甘草6克，枳实10克，竹茹10克，浙贝母15克，黄药子10克，猫抓草15克，紫金牛15克，薏苡仁30克，龙葵15克，红枣5枚，生姜3片。

用法：水煎服。

脾虚气滞，痰瘀互结，经脉瘀阻

☑漫肿或结块，皮色不变
☑不痛，不溃
☑或肿或硬，或赤不赤

海藻玉壶汤加减

海藻10克，昆布10克，法半夏10克，浙贝母10克，龙胆草6克，陈皮10克，黄药子10克，郁金15克，莪术10克，山慈姑15克，茯苓10克，生地黄12克，生麦芽30克。

用法：水煎服。

肝火旺盛

☑性情急躁易怒，眼球突出
☑手指颤抖，面部烘热，口苦
☑舌质红，苔薄黄，脉弦数

消瘰丸

元参、牡蛎、贝母各12克。
用法：蜜丸，每服9克，开水送下，每日2服，亦可作汤剂，水煎服。

心肝阴虚

☑心悸不宁，心烦少寐
☑易出汗，手指颤动
☑眼干，目眩，倦怠乏力
☑舌质红，苔少或无苔
☑舌体颤动，脉弦细数

一贯煎

北沙参、麦冬、当归身各9克，生地黄18克，枸杞子9克，川楝子6克。
用法：水煎服。

30 带状疱疹

宛如"腰缠金蛇",会神经痛的疹子

带状疱疹,别名"腰缠金蛇",生动地描绘其在人体皮肤上所形成的独特疹状,犹如金色的蛇环绕腰间。然而,此病状并非仅限于皮肤表面的影响,它更是一种能够引发神经痛的疱疹,给患者带来深深的痛苦与不便。

🔍自查自测

脉象: □弦数　　□有力　　□弦　　□滑

舌质: ☑红　　　**舌苔:** □黄腻　□薄白　☑厚腻

□疱疹反复　　□胸胁苦满　　□痰饮壅盛　　□疱疹连片

🏠家庭预治

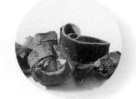

（黄柏）

功用:清热燥湿,泻火解毒。
用法:打粉,涂抹患处。
宜忌:疱疹破裂者慎用。

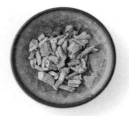

（白鲜皮）

功用:除湿疹湿疮。
用法:煎水,擦洗患处。
宜忌:疱疹破裂者慎用。

对证采药

肝经湿热，邪毒瘀阻

- ☐ 疱疹反复
- ☐ 舌红苔黄腻，脉弦数有力

龙胆泻肝汤加味

龙胆草5克，黄芩10克，生栀子10克，北柴胡10克，车前子15克，木通10克，泽泻10克，生地黄15克，生甘草5克，当归尾10克，炒苍术10克，醋栗壳6克。

用法：水煎服。

表里失和，气阴两虚

- ☐ 往来寒热，胸胁苦满
- ☐ 默默不欲饮食，心烦喜呕
- ☐ 口苦，咽干，目眩
- ☐ 舌苔薄白，脉弦

小柴胡汤合生脉散加减

北柴胡15克，法半夏15克，黄芩10克，炙甘草6克，党参15克，红枣5枚，生姜3片，五味子10克，麦冬10克，茯苓15克，陈皮10克，三白草根30克。

用法：水煎服。

外感湿热，痰热交结，脉络痹阻

- ☐ 头目眩晕，或痰饮壅盛
- ☐ 胸膈痞塞，胁肋胀满，头痛呕逆
- ☐ 喘急咳嗽，涕唾稠黏
- ☐ 舌苔厚腻，脉滑

导痰汤加减

法半夏10克，陈皮12克，茯苓15克，竹茹10克，枳实10克，胆南星10克，僵蚕10克，大蜈蚣2条，炙甘草5克，川黄连6克，地龙10克。

用法：水煎服。

湿热内蕴

- ☐ 湿热内蕴，疱疹连片
- ☐ 舌红苔黄腻

柏芩软膏

黄柏面、黄芩面各30克，凡士林240克。

用法：调匀直接涂于皮损上或用软膏摊在纱布上，敷于患处。

31 多痰
嗓子里的痰怎么总也吐不完

痰咽喉部位持续产生痰液，似乎永无止境，这一现象在日常生活中并不罕见。但若个体长期感觉喉部有痰，且吐痰频次显著增高，则可能涉及慢性支气管炎、哮喘、鼻窦炎等病理状况。这些疾病会不断刺激呼吸道，进而引发黏液过度分泌。

自查自测

脉象： □濡　　□数

舌质： □淡　　　**舌苔：** □腻　□黄腻　□白

□头晕而重　　　□胸膈壅塞　　　□咳吐不出

家庭预治

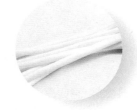

（葱白）

用法：入菜食或腌制后生食。
功用：发汗解表，散寒通阳。

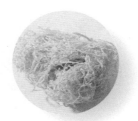

（竹茹）

用法：水煎服。
功用：清热化痰，除烦，止呕。

对证采药

痰湿内阻

☑头晕且重，如物缠裹
☑痰多苔腻

痰饮方

常山 30 克，云母粉 60 克。

用法：为散，开水服 9 克，吐之止，若吐不尽，再服。忌生葱、生蒜。

内有痰湿，外感风寒

☑素日多痰，外感风寒
☑苔黄腻，脉数

葱白乌头汤加减

葱白 5 茎，乌头 0.6 克，甘草炙 0.6 克，珍珠 0.3 克，常山 0.6 克，桃叶 1 把。

用法：除珍珠，其余 5 味药以酒 240 毫升，水 240 毫升，合煮取 180 毫升，去渣，纳珍珠，服 60 毫升，得吐止。

痰饮停聚

☑痰饮停聚，胸膈壅塞
☑不欲饮食，欲吐而不能吐

常山大黄汤

常山 90 克，甘草 90 克，前胡 60 克，大黄 90 克。

用法：以水 600 毫升，煮常山、甘草、前胡取 200 毫升，下大黄，煎取 180 毫升，分盛令冷。初服 40 毫升，中服 50 毫升，欲发服 55 毫升。

湿热内蕴

☑素感有痰，咳吐不出

乌金散 1 号方

不蛀皂角 90 克，炙甘草 30 克。

用法：上药研为细末，以新汲水或温热水调 10 克服立瘥。

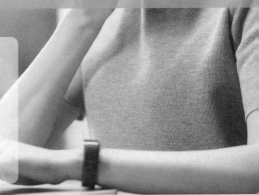

32 过敏性鼻炎

喷嚏一打就是4个起,鼻尖总挂小水滴

过敏性鼻炎患者常有这样的体验:突然鼻腔一股强烈的痒感,紧接着便是一连串不断的喷嚏,令人感到尴尬的是,喷嚏过后,鼻尖上总是挂着几滴清亮的小水滴,仿佛刚刚经历一场短暂的"阵雨"。

🔍自查自测

脉象: □滑数　　□浮　　□重按无力　　□弦滑　　□濡缓

舌质: ■红　　　**舌苔:** □黄　■白腻

□气喘身热　　□胸膈痞闷　　□脘腹疼痛

⊕家庭预治

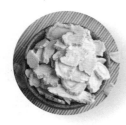

（桔梗）

用法:煮水,代茶饮。
功效:开宣肺气,祛痰排脓。

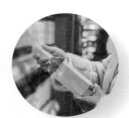

（白醋）

用法:煮沸后以蒸汽熏洗鼻腔。
功效:杀菌消炎。

对证采药

风热郁肺，上攻咽窍	桔梗汤合藿胆丸加减
☑气喘身热，烦渴喜饮 ☑舌红苔黄，脉象滑数	桔梗6克，生甘草3克，藿香5克，桑白皮10克，胆南星5克，黄芩10克，白芷6克，辛夷花6克，鱼腥草15克。 用法：水煎服。
卫外不固，风邪犯肺	**人参败毒散加味**
☑憎寒壮热，头项强痛 ☑肢体酸痛，无汗 ☑鼻塞声重，咳嗽有痰，胸膈痞满 ☑舌苔白腻，脉浮而重按无力	羌活6克，独活6克，北柴胡10克，前胡10克，党参10克，炙甘草5克，茯苓10克，川芎10克，金银花10克，炒枳壳10克，桔梗10克，薄荷10克，生姜3片，辛夷花15克，苍耳子10克，牛蒡子15克。 用法：水煎服。
肺虚窍塞，清阳不升，痰饮上犯	**苍耳散合半夏白术天麻汤加减**
☑眩晕，头痛 ☑胸膈痞闷，恶心呕吐 ☑舌苔白腻，脉弦滑	苍耳子10克，辛夷花15克，白芷10克，薄荷10克，天麻10克，白术10克，茯神15克，茯苓15克，炙甘草6克，陈皮10克，法半夏15克，红枣5枚，生姜3片，丹参30克。 用法：水煎服。
风热犯肺，肺失宣肃	**藿胆汤加减**
☑胸膈满闷，脘腹疼痛 ☑舌苔白腻，脉浮或濡缓	藿香5克，胆南星6克，辛夷花7克，黄芩8克，苍耳子7克，谷精草15克，生甘草6克，胡秃子根10克，千里光8克。 用法：水煎服。

33 皮肤过敏

每到季节更替时，总是起红疹怎么解

每当季节更迭，许多人都会发现自己的皮肤变得异常敏感，红疹、瘙痒等症状层出不穷。皮肤过敏不仅是身体的不适，还一定程度上影响日常生活和工作效率。那么，面对季节性皮肤过敏这一常见问题，我们应该如何应对和缓解呢？

🔍 自查自测

脉象: □虚浮　　□浮数　　□浮　　□重按无力

舌质: ■淡　■尖红　　　**舌苔:** □薄白　□薄黄　■白腻

□面色㿠白　　□咽痛咳嗽　　□喜妄如狂

🏠 家庭预治

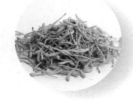

（金银花）

用法: 煮水，代茶饮。
功用: 清热解毒，疏散风热。
宜忌: 脾胃虚寒及气虚疮疡脓清者忌用。

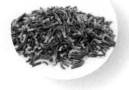

（莲子心）

用法: 熬汤服用。
功效: 清热解毒，疏散风热。
宜忌: 不可过服。

对证采药

卫外不固，药毒外侵

☑ 表虚自汗，汗出恶风
☑ 面色㿠白
☑ 舌淡，苔薄白，脉浮虚

桂枝汤合玉屏风散加减

桂枝 10 克，白芍 15 克，炙甘草 6 克，红枣 5 枚，生姜 3 片，煅龙骨 30 克，煅牡蛎 30 克，生黄芪 30 克，防风 10 克，白术 10 克，陈皮 10 克，路路通 15 克，淮小麦 20 克，紫浮萍 15 克。

用法：水煎服。

肺卫不固，化热生风

☑ 发热，微恶风寒
☑ 无汗或有汗不畅
☑ 口渴头痛，咽痛咳嗽
☑ 舌尖红，苔薄白或薄黄，脉浮数

银翘散加味

金银花 30 克，连翘 20 克，竹叶 15 克，荆芥 10 克，牛蒡子 15 克，生甘草 6 克，薄荷 10 克，淡豆豉 15 克，桔梗 10 克，芦根 30 克，路路通 30 克，苦参 15 克，紫浮萍 30 克。

用法：水煎服。

湿热内蕴，食毒复侵，化燥生风

☑ 喜忘如狂，或漱水不欲咽或大便色黑易解

犀角地黄汤加减

水牛角粉 30 克，赤芍 30 克，牡丹皮 15 克，生地黄 30 克，蝉衣 10 克，路路通 10 克，荆芥 5 克，山栀子 12 克。

用法：水煎服。

正气亏虚，邪毒外犯

☑ 头项强痛，肢体酸痛
☑ 舌无汗，鼻塞声重
☑ 咳嗽有痰，胸膈痞满
☑ 舌苔白腻，脉浮而重按无力

人参败毒散合四妙勇安汤加味

党参 15 克，羌活 6 克，独活 6 克，生甘草 10 克，茯苓 10 克，川芎 10 克，北柴胡 10 克，前胡 10 克，炒枳壳 10 克，薄荷 10 克，生姜 3 片，防风 10 克，金银花 25 克，玄参 10 克，生石膏 25 克，当归 10 克，桔梗 10 克。

用法：水煎服。

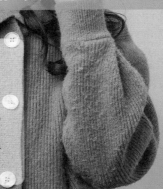

34 口腔溃疡

那些嘴巴里的小白点，真想戳破它

　　对于许多人来说，口腔溃疡是一种令人烦恼的常见问题。那些小小的白色斑点，虽然看似微不足道，但却能在口腔中引发剧烈的疼痛，影响我们的日常生活。在疼痛最剧烈的时候，有些人甚至会有一种冲动，想要用针去戳破它。

🔍自查自测

脉象：□弦　　□滑数

舌质：■红　　　舌苔：□腻　□薄黄　□白　□黄

□肠鸣下利　　　□胸膈胀闷　　　□口气热臭　　　□口起溃疡

🏠家庭预治

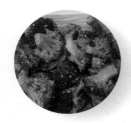

（营炒西蓝花）

材料：西蓝花150克，黑芝麻、盐、食用油各适量。
做法：西蓝花切碎，焯水备用。用油起锅，倒入西蓝花，翻炒片刻，注入少许清水，加入盐，快速翻炒片刻，撒上黑芝麻即可。

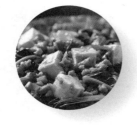

（青菜豆腐炒肉末）

材料：豆腐300克，上海青100克，肉末50克，彩椒30克，盐、鸡精各2克，料酒、水淀粉、食用油各适量。
做法：豆腐切丁，彩椒、上海青切块。豆腐焯水，肉末炒至变色，倒入清水，加入其余食材，炒至食材熟透，即可。

对证采药

脾胃积热，虚火上炎

☑寒热互结之痞证
☑心下痞，但满而不痛，或呕吐，肠鸣下利
☑舌苔腻而微黄

半夏泻心汤合四妙勇安汤加减

川黄连 10 克，黄芩 10 克，生甘草 10 克，法半夏 10 克，干姜 5 克，西洋参 10 克（另煎兑服），红枣 5 枚，玄参 10 克，当归 10 克，银花 30 克，川红花 10 克，桃仁泥 10 克。

用法：水煎服。

心脾积热，虚火上灼

☑胸膈胀闷，上气喘急
☑心下痞满，不思饮食
☑苔白，脉弦

四妙勇安汤加味

金银花 30 克，玄参 10 克，当归 10 克，生甘草 10 克，赤芍 15 克。

用法：水煎服。

脾胃积热，热毒上炎

☑口气热臭，口干舌燥
☑舌红苔黄，脉滑数

清胃散加减

升麻 15 克，川黄连 10 克，生地黄 15 克，赤芍 30 克，当归 10 克，牡丹皮 15 克，生石膏 30 克，千里光 15 克，生甘草 10 克，连翘 20 克。

用法：水煎服。

胃火炽盛，热毒上灼

☑口起溃疡
☑舌红苔黄，脉滑数

凉膈散合四妙勇安汤加减

生栀子 15 克，连翘 20 克，黄芩 10 克，生大黄 5 克（另包后下），芒硝 5 克（另包冲入），生甘草 10 克，玄参 10 克，当归 10 克，金银花 30 克，薄荷 6 克，薏苡仁 30 克。

用法：水煎服。

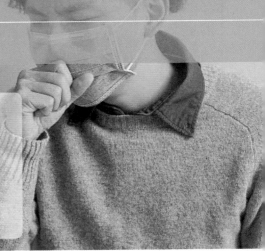

35 咳喘

咳到呼吸困难

　　咳喘，一种常见的呼吸系统症状，表现为咳嗽与呼吸困难的同时出现。其背后的原因多种多样，通常与呼吸道疾病有关，如支气管炎、哮喘以及慢性阻塞性肺疾病等。这些疾病可能导致呼吸道变窄，进而影响空气流通，最终引发咳喘现象。

🔍 自查自测

脉象： □浮数　　　□滑数　　　□弦

舌质： ☑红　□淡　　　　**舌苔：** □薄白　□黄　□黄腻　□白

□身热不解　　　□咳嗽胸闷　　　□咳喘痰多　　　□心下痞闷

⛨家庭预治

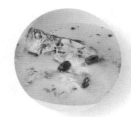

（川贝鲫鱼汤）

材料：鲫鱼 400 克，川贝母 15 克，陈皮 10 克，姜片、葱花各少许，料酒、盐、鸡粉、胡椒粉、食用油适量。
做法：姜片爆香，放入鲫鱼，煎至两面焦黄，淋入适量料酒，倒入适量清水，放入其他食材，拌匀调味，烧开后用小火煮 15 分钟，至食材熟透。

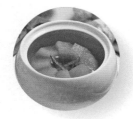

（川贝雪梨汤）

材料：雪梨 1 只，川贝母 9 粒。
做法：将雪梨横向切开，去心后放入川贝母，将两半梨合拢，用牙签固定，加入冰糖 20 克，水适量，隔水炖煮 30 分钟。吃梨喝汤，每日 1 次，连服 3 天。

对证采药

风寒外袭，痰饮内停

☑身热不解，有汗或无汗
☑咳逆气急，甚则鼻扇，口渴
☑舌苔薄白或黄，脉浮而数

麻杏石甘汤加味

炙麻黄4克，光杏仁10克，生石膏40克，生甘草6克，法半夏10克，五味子10克，茯苓15克，生姜3片，细辛3克，当归5克，地龙15克。

用法：水煎服。

风寒束肺，痰饮壅盛

☑鼻塞声重，语音不出，咳嗽胸闷
☑舌淡苔白，脉弦

苓甘五味姜辛汤合三拗汤加味

五味子6克，细辛2克，茯苓15克，炙甘草6克，生姜3片，炙麻黄3克，光杏仁10克，黄芩10克，炙冬花15克，北沙参15克，法半夏10克，陈皮10克。

用法：水煎服。

外邪内饮，肺气不宣

☑咳喘痰多，气急，痰稠色黄
☑或微恶风寒
☑舌苔黄腻，脉滑数

定喘汤加味

连壳白果（打碎）12克，炙麻黄6克，光杏仁10克，炙甘草10克，法半夏10克，栝楼皮10克，川黄连6克，炙冬花12克，苏子10克，当归10克，桑白皮12克，凤尾草30克，葶苈子10克。

用法：水煎服。

凉燥犯肺，痰热壅盛

☑心下痞闷，按之则痛
☑或心胸闷痛，或咳痰黄稠
☑舌红苔黄腻，脉滑数

三拗汤合小陷胸汤加味

炙麻黄3克，光杏仁10克，川黄连10克，栝楼皮15克，法半夏12克，蛇床子5克，炙甘草6克，当归6克，川贝母10克，炙款冬花15克，桑白皮10克，鱼腥草15克。

用法：水煎服。

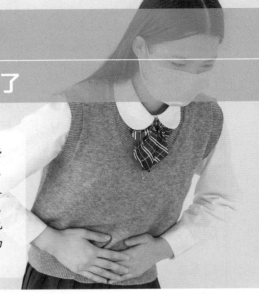

36 急性肠胃炎

上吐下泻，真的虚脱了

从昨天开始，我就感觉身体有些不对劲。一开始只是轻微的胃部不适，我以为只是吃错东西，所以并没有太在意。可是到了晚上，症状突然加剧，我开始感到恶心，接着就是一阵阵地呕吐。我躺在床上，感觉身体像被抽空一样，一点力气都没有。

🔍自查自测

脉象： □浮　　　□濡缓　　　□细弦　　　□虚缓

舌质： ☑淡　　　**舌苔：** □腻　　□微黄　　☑白腻　　☑白

□肠鸣下利　　　□胸膈满闷　　　□手足烦热　　　□肺脾气虚

🏠家庭预治

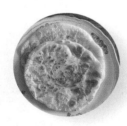

萝卜饼

材料：白萝卜 250 克，面粉 250 克，生姜、葱、食盐、菜油各适量。

做法：将白萝卜洗净，切成细丝，用菜油炒至五成熟，加生姜、葱、食盐调成馅，面粉加水适量和成面团，擀成薄片，将调好的馅填入，制成小饼，放入油锅内烙熟即可，每日食用 1 个。

本品健脾理气消食，用于食积引起实证胃脘痛。

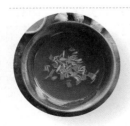

生姜橘皮饮

材料：生姜、橘皮、橘络、橘叶各 20 克。

做法：将上四味洗净，加入锅中，加水 1500 毫升，煎煮 30 分钟，去渣取汁即可，每日 1 剂，上、下午分服。

本品疏肝理气，用于实证胃痛胃脘胀满疼痛，痛及两胁者。

对证采药

湿热中阻，胃失和降

半夏泻心汤加减

☑心下痞，但满而不痛
☑或呕吐，肠鸣下利
☑舌苔腻而微黄

法半夏 10 克，党参 15 克，黄连 6 克，黄芩 10 克，炙甘草 6 克，干姜 6 克，生姜 3 片，红枣 5 枚。

用法：每日 1 剂，水煎服。

食伤肠胃，传道失司

不换金正气散加味

☑胸膈满闷，脘腹疼痛
☑舌苔白腻，脉浮或濡缓

炒厚朴 15 克，炒苍术 10 克，藿香梗 10 克，法半夏 15 克，陈皮 10 克，炙甘草 5 克，炒谷芽 30 克，炒麦芽 30 克，焦山楂 15 克。

用法：3 剂，每日 1 剂，水煎服。

脾胃虚弱，寒邪中阻

建中汤合甘草干姜汤

☑手足烦热，咽干口燥
☑舌淡苔白，脉细弦

桂枝 10 克，白芍 15 克，炙甘草 6 克，炮姜 5 克，红枣 5 枚，炒厚朴 15 克，饴糖 2 匙。

用法：3 剂，每日 1 剂，水煎服。

外感湿邪，内伤失运

七味白术散加味

☑肺脾气虚，痰湿咳嗽
☑苔白腻，脉虚缓

党参 15 克，炒白术 10 克，茯苓 15 克，炙甘草 6 克，法半夏 10 克，大腹皮 15 克，陈皮 10 克，广木香 6 克，藿香 10 克，煨葛根 30 克，煨肉蔻 10 克，炒麦芽 30 克，炒谷芽 30 克。

用法：3 剂，每日 1 剂，水煎服。

37 食物中毒

吃坏东西别着急，还能这么来

> 食物中毒，一个听起来就让人心惊胆战的词。在炎炎夏日，食物更容易变质，一不小心就可能中招。吃坏东西别着急，除了"吐"和"泻"，还能这么来！

自查自测

脉象：□浮　　□浮紧　　□虚数　　□虚缓　　□濡缓

舌质：☑淡　　舌苔：☑白　□微黄　☑白腻

□头痛项强　　□咽干舌燥　　□面色萎白　　□胸膈满闷

家庭预治

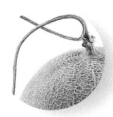

【甜瓜蒂】

用法：煎服或入丸散剂。

功用：涌吐痰食。

宜忌：孕妇，体虚、心脏病、吐血、咯血、胃弱及上部无实邪者忌用。

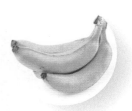

【香蕉】

用法：煮水代茶饮，或煲汤。

功用：益气固表，提高免疫力。

宜忌：肝郁气滞者忌用。

对证采药

邪毒犯胃，上扰清窍 | 甘草汤合九味羌活汤

☑恶寒发热，无汗
☑头痛项强，肢体酸楚疼痛
☑口苦微渴
☑舌苔白或微黄，脉浮或浮紧

生甘草 20 克，羌活 10 克，防风 10 克，细辛 3 克，苍术 10 克，白芷 10 克，川芎 10 克，黄芩 10 克，生地黄 30 克，葛根 30 克，延胡索 10 克，红枣 6 枚，生姜 3 片。

用法：水煎服。

气虚血弱，水气凌心 | 泽泻汤合炙甘草汤

☑咽干舌燥，大便干结
☑脉虚数

泽泻 25 克，白术 10 克，炙甘草 15 克，党参 20 克，桂枝 10 克，干姜 5 克，生地黄 15 克，麦冬 10 克，火麻仁 10 克，阿胶 10 克（烊服）。

用法：水煎服。

外邪内伤，气虚血亏 | 补中益气汤加味

☑面色萎白，语声低微
☑气短乏力，食少便溏
☑舌淡苔白，脉虚缓

党参 10 克，炒白术 10 克，陈皮 10 克，炙黄芪 35 克，当归身 10 克，升麻 10 克，北柴胡 10 克，炙甘草 6 克，红花 10 克，铁苋菜 15 克，黑附片 10 克，枸杞 10 克，黄芩 10 克，血余炭 10 克，白芍 10 克。

用法：水煎服。

外感风寒，内伤湿滞 | 藿香正气散加减

☑恶寒发热，头痛
☑胸膈满闷，脘腹疼痛
☑舌苔白腻，脉浮或濡缓

藿香 10 克，大腹皮 15 克，苏叶 10 克，桔梗 10 克，生甘草 6 克，茯苓 15 克，陈皮 10 克，炒白术 10 克，炒厚朴 10 克，法半夏 10 克，白芷 10 克，佩兰 10 克，红枣 4 枚，生姜 3 片。

用法：水煎服。

38 缺铁性贫血

易倦,头晕,心悸,原来都是因为它

缺铁性贫血乃一种常见的血液系统疾病,该病会对人体的正常生理机能产生不良影响,进而引发诸如易疲劳、眩晕以及心悸等多种不适症状。

🔍自查自测

| 脉象: | □细弱 | □虚大无力 | □虚 | □沉细数 |

| 舌质: | ■淡 | ■红 | 舌苔: | □薄白 |

| □心悸怔忡 | □久病体虚 | □少气懒言 | □头晕目眩 |

🏠家庭预治

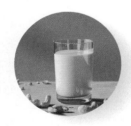

【腰果小米豆浆】

材料: 水发黄豆 60 克,小米 35 克,腰果 20 克。
做法: 黄豆泡 8 小时,食材洗净后放入豆浆机中,放入腰果,注入清水,打成后倒出,撇去浮沫即可。

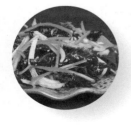

【白灼木耳菜】

材料: 木耳菜 400 克,姜丝、红椒丝、大葱、盐、食用油、蒸鱼豉油适量。
做法: 木耳菜焯水待用,将木耳菜装入盘中,放上大葱丝、姜丝、红椒丝。起锅热油,将热油浇在木耳菜上,淋上蒸鱼豉油即可。

对证采药

元气不足，气血亏虚

☑面色萎白或无华，头晕目眩
☑四肢倦怠，气短懒言
☑心悸怔忡，饮食减少
☑舌淡苔薄白，脉细弱或虚大无力

八珍汤加味

炙黄芪 30 克，白术 10 克，红参切片分入 10 克，茯苓 15 克，炙甘草 6 克，当归 10 克，川芎 6 克，白芍 10 克，熟地黄 12 克，鸡血藤 15 克，红枣 3 枚，枸杞 15 克，阿胶珠 5 克（打粉冲服）。

用法：水煎服。

脾胃虚弱，后天失养

☑饮食减少，久病体虚
☑脚膝无力，面色萎黄
☑精神倦怠

十全大补汤加减

太子参 10 克，白术 6 克，茯苓 10 克，炙甘草 4 克，当归 6 克，川芎 6 克，炒白芍 8 克，熟地黄 8 克，肉桂 4 克，炙黄芪 15 克，枸杞 10 克，红枣 2 枚，生姜 1 片。

用法：水煎服。

劳伤脾气，运化失常

☑体倦肢软，少气懒言
☑面色萎黄，伴气短乏力
☑舌淡，脉虚

补中益气汤合四物汤

党参 10 克，炒白术 10 克，陈皮 10 克，炙黄芪 35 克，当归身 10 克，升麻 10 克，北柴胡 10 克，炙甘草 6 克，红花 10 克，铁苋菜 15 克，黑附片 10 克，枸杞 10 克，黄芩 10 克，血余炭 10 克，白芍 10 克。

用法：水煎服。

肝肾亏虚

☑腰膝酸软，头晕目眩
☑视物昏花，耳鸣耳聋
☑舌红少苔，脉沉细数

补肝益肾汤

女贞子 30 克，旱莲草 30 克，生地黄 15 克，熟地黄 15 克，枸杞 15 克，山茱萸 12 克，桑葚子 30 克，黄精 12 克，菟丝子 12 克，何首乌 15 克。

用法：水煎服。

39 口干，口苦，口臭

一开口，就很尴尬

口干、口苦和口臭可能是由多种因素引起的，包括口腔疾病、消化系统问题、内分泌失调等。这些问题确实会让人感到非常不舒服和尴尬，但它们也可能是身体某些问题的信号。

🔍自查自测

脉象：□滑数　　□沉数　　□滑数有力

舌质：■暗　■红　　**舌苔：**□黄　□黄腻

□口渴心烦　　□唇舌腮颊肿痛　　□面赤唇焦

⌂家庭预治

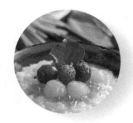

荔枝粥

材料：干荔枝 5~7 枚，粳米或糯米 50 克。

做法：将干荔枝去壳，与粳米或糯米同入锅中，加水适量煮为稀粥。晚餐食用，连吃 3~5 日为一个疗程。

本品补中益气，健脾和胃。适用于实证口臭。

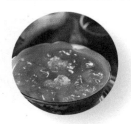

冰糖银耳羹

材料：银耳 10~12 克，冰糖适量。

做法：将银耳洗净后放碗内，加冷开水浸泡 1 小时左右，待银耳发胀后拣出杂物，再加冷开水及冰糖适量，放蒸锅内蒸熟。食银耳饮汁，每日 1 次，连吃 5 天。

本品滋阴润燥，养胃生津。适用于肾阴虚引起的口臭。

对证采药

脾胃失运，食滞不化

☑ 口渴心烦，蒸蒸发热
☑ 或腹中胀满
☑ 舌苔黄，脉弦无力

调胃承气汤加味

生大黄6克，玄明粉4克（冲入），生甘草6克，连翘10克，生栀子10克，黄芩10克，白蔻仁6克，枳实10克，薄荷6克，荷叶10克。

用法：水煎服。

心脾积热，虚火郁结

☑ 唇舌腮颊肿痛
☑ 口气热臭，口干舌燥
☑ 舌红苔黄，脉滑数

栀子豉汤合清胃散

生栀子15克，淡豆豉15克，生地黄15克，川黄连10克，升麻15克，丹皮10克，当归10克，竹叶10克，赤芍15克，法半夏10克，竹茹15克，生甘草5克，黄芩10克，生龙骨30克，生牡蛎30克。

用法：水煎服。

湿热内蕴，浊气上犯

☑ 腹微满，小便短赤
☑ 大便不爽或秘结
☑ 舌红苔黄腻，脉沉数或滑数有力

茵陈蒿汤合清胃散

绵茵陈15克，生栀子10克，生大黄5克，升麻15克，川黄连6克，白蔻仁6克，生地黄12克，赤芍15克，黄柏10克，苍术10克，牡丹皮15克，当归6克，生甘草5克，薄荷10克，生麦芽30克。

用法：水煎服。

胃燥膈热，上蒸于口

☑ 面赤唇焦，胸膈烦热
☑ 口舌生疮
☑ 便秘溲赤或大便不畅
☑ 舌红苔黄，脉滑数

凉膈散加减

生大黄6克，生栀子10克，连翘10克，芒硝5克（后下），黄芩10克，生甘草6克，薄荷10克，竹叶10克，蜂蜜1匙兑入汤内调服。

用法：水煎服。另用白蔻仁，口含，每次1~2粒。

40 牙周炎
牙痛得整晚都睡不着觉

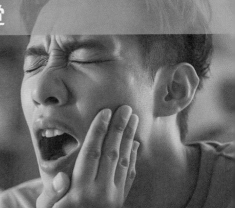

患上牙周炎是非常痛苦的事情，牙痛得让人无法入眠。牙周炎是一种常见的口腔疾病，它会导致牙齿周围的组织发炎，引起疼痛、肿胀和出血等症状。

🔍 自查自测

脉象: □虚软　　□数　　□弦

舌质: ■红　　　**舌苔:** □黄

□面颊发热　　□体倦肢软　　□脘腹胀痛　　□牙龈肿胀

🏠 家庭预治

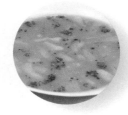

丝瓜姜汤

材料: 丝瓜 500 克，鲜姜 100 克。
做法: 将丝瓜削去皮洗净切片，鲜姜去皮加工成片，同放入锅中，加水煮 2~3 小时，食丝瓜饮汤。
本品清热祛湿，解毒杀虫。用于牙痛。

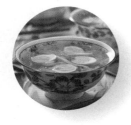

沙参鸡蛋汤

材料: 沙参 30 克，鸡蛋 2 个，白糖适量。
做法: 将沙参洗净，与鸡蛋同入锅中，加水煮鸡蛋至熟，取出，剥去蛋壳，将鸡蛋再放入锅中用小火煮 30 分钟，加白糖调味，饮汤食鸡蛋。
本品清热生津。可用于风火牙痛。

对证采药

外感风热，胃火炽盛

☑ 口牙痛牵引头疼，面颊发热
☑ 牙齿喜冷恶热
☑ 牙宣出血或牙龈红肿溃烂

栀子豉汤加味

生栀子10克，淡豆豉10克，北柴胡10克，生大黄6克，羌活6克，独活6克，生甘草5克，细辛3克，三白草根30克，杜仲20克，川续断15克，川牛膝15克。

用法：水煎服。

中气不足，脾肾亏虚

☑ 饮食减少，体倦肢软
☑ 少气懒言，面色萎黄
☑ 大便稀薄
☑ 脉虚软

补中益气汤加味

炙黄芪30克，白术10克，党参15克，北柴胡10克，升麻30克，陈皮10克，炙甘草6克，当归15克，茯神15克，枸杞15克，生远志10克，炒酸枣仁10克，巴戟天15克，肉苁蓉15克，川芎10克，白芍10克，熟地黄15克，怀牛膝15克，防风15克，葛根15克，红枣6枚，生姜3片。

用法：水煎服。

胃中蕴热，挟风上犯

☑ 大便干结，小便频数
☑ 脘腹胀痛
☑ 舌红苔黄，脉数

疏风泻火通络饮加味

生大黄10克，黄芩10克，北柴胡10克，羌活10克，细辛3克，桑白皮15克，夏枯草20克，天麻10克，钩藤20克，法半夏10克，漂白术15克，陈皮10克，生甘草6克。

用法：水煎服。

风热外犯

☑ 牙痛、牙龈肿胀
☑ 舌红苔黄，脉弦

荜茇散神方

荜茇、木鳖子各适量。

用法：先研木鳖子，研细，后入荜茇同研混匀。左右鼻吸入粉末，每用一豆大。

41 牙龈出血

担心的整晚睡不着

我躺在床上，辗转反侧，思绪如潮水般汹涌。牙龈出血的问题一直萦绕在心头，仿佛是一颗无法忽视的重石，压得我喘不过气来。我开始担心自己的健康状况，是不是有什么严重的疾病在悄然侵袭？我想是时候采取行动了。

🔍 自查自测

脉象: □细弱　　□虚弦　　□滑数　　□虚

舌质: ■红　□少津　□淡　　**舌苔:** □黄　■黄干

□牙齿喜冷恶热　　□胸脘胁痛　　□多食易饥　　□口淡无味

🏠 家庭预治

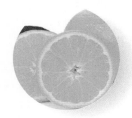

（橘子）

用法：直接食用或榨汁食用。
功用：甘温润肺，止牙龈出血。
宜忌：不宜与白萝卜、兔肉、牛肉同食。

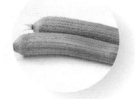

（丝瓜）

用法：煮食。
功用：除热利肠，预防牙龈出血。
宜忌：不与芦荟同食，忌生食。

对证采药

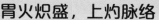

胃火炽盛，上灼脉络

☑面颊发热，牙齿喜冷恶热
☑牙宣出血，牙龈红肿溃烂
☑唇舌腮颊肿痛

清胃散加减

升麻10克，黄连10克，生地黄15克，赤芍15克，当归6克，牡丹皮10克，生石膏30克。
用法：水煎服。

胃火炽盛，热灼心营

☑胸脘胁痛
☑吞酸吐苦，咽干口燥
☑舌红少津，脉细弱或虚弦

一贯煎合犀角地黄汤加减

生地黄15克，北沙参20克，麦冬10克，当归6克，川楝子6克，枸杞10克，升麻6克，赤芍15克，川黄连3克，牡丹皮10克，水牛角粉30克，紫草10克。
用法：水煎服。

胃热痰郁

☑嘈杂而兼恶心吞酸，口渴喜冷
☑口臭心烦，脘闷痰多
☑多食易饥，似饥非饥
☑舌质红，苔黄干，脉滑数

温胆汤

半夏、竹茹、枳实各6克，陈皮9克，甘草3克，茯苓4.5克。
用法：加生姜5片、大枣1枚，水煎服。

胃虚血不循经

☑嘈杂时作时止
☑口淡无味，食后脘胀
☑体倦乏力，不思饮食
☑舌质淡，脉虚

四君子汤

人参、白术、茯苓各9克，甘草6克。
用法：水煎服。

42 耳鸣，耳聋

除了"嗡嗡"声，别的声音都变小了

你是否曾经有过这样的经历：突然之间，你的耳边开始出现了一种持续的"嗡嗡"声，让你无法集中注意力，甚至开始怀疑自己的听力是否出现了问题？这种情况很可能是耳鸣或耳聋的先兆。

🔍自查自测

脉象: □弦虚　　□虚数　　□细数

舌质: ■红　□淡　　　**舌苔:** □黄　■白

□两胁作痛　　　□身热汗多　　　□腰膝酸软　　　□耳鸣耳聋

🏠家庭预治

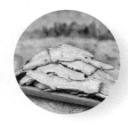

当归

功用：补血活血。
用法：煲汤饮用。
宜忌：气滞血瘀者慎用。

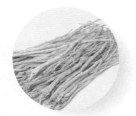

党参

功用：补脾益肺，养血生津。
宜忌：气滞血瘀者慎用。

对证采药

肝郁化火，肝肾亏虚，邪火上扰

丹栀逍遥散加味

☑ 两胁作痛，头痛目眩
☑ 口燥咽干，神疲食少
☑ 或往来寒热
☑ 脉弦而虚

牡丹皮 10 克，生栀子 15 克，北柴胡 10 克，白芍 15 克，当归 10 克，茯苓 10 克，白术 10 克，薄荷 10 克，生姜 3 片，生甘草 6 克，山茱萸 10 克，全蝎 6 克，蜈蚣 1 条，煅龙骨 30 克，煅牡蛎 30 克，淡豆豉 15 克，五味子 10 克，枸杞 10 克。

用法：水煎服。

脾胃气虚，耳窍瘀滞

益气聪明汤加味

☑ 身热汗多，口渴心烦
☑ 小便短赤
☑ 体倦少气，精神不振
☑ 脉虚数

生地黄 15 克，北沙参 20 克，麦冬 10 克，当归 6 克，川楝子 6 克，枸杞 10 克，升麻 6 克，赤芍 15 克，川黄连 3 克，牡丹皮 10 克，水牛角粉 30 克，紫草 10 克。

用法：水煎服。

肝肾不足，髓海失养

地黄丸加减

☑ 腰膝酸软
☑ 头晕目眩，视物昏花
☑ 耳鸣耳聋，盗汗

生地黄 15 克，熟地黄 15 克，山药 15 克，山茱萸 15 克，牡丹皮 12 克，泽泻 10 克，茯苓 10 克，酸枣仁 15 克，山栀子 10 克，怀牛膝 20 克。

用法：水煎服。

肝肾阴亏，虚火上扰

知柏地黄汤加味

☑ 头目昏眩，耳鸣耳聋
☑ 虚火牙痛，五心烦热
☑ 腰膝酸痛
☑ 舌质红，脉细数

生地黄 15 克，牡丹皮 10 克，泽泻 10 克，山药 20 克，山茱萸 10 克，茯苓 10 克，黄柏 10 克，知母 10 克，当归 10 克，芦根 30 克。

用法：水煎服。

43 胃胀

明明没有吃很多，但就是胃胀得很

胃胀是许多人经常遇到的问题，明明没有吃多少东西，却感觉胃里好像装着一个大气球，胀得难受。这种情况可能会让你感到困惑，甚至担心自己是否患上什么严重的疾病。其实，胃胀的原因有很多种，不一定就是因为你吃得太多。

🔍自查自测

脉象：□沉细　　□沉迟无力　　□沉迟　　□弦

舌质：■红　■淡　　　舌苔：□白润　□白　□黄

□畏寒肢冷　□呃逆不已　□嗳腐吞酸　□情志抑郁或易怒

⌂家庭预治

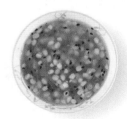

【山楂高粱粥】

材料：山楂片10克，高粱米50克。
做法：将山楂片和高粱米一起置于铁锅，文火炒焦，取出压碾成粗粉，置于砂锅，加水煮成粥。
本品健胃消食。

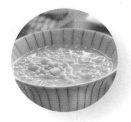

【扁豆薏米粥】

材料：扁豆20克，淮山药15克，薏苡仁米10克。
做法：将扁豆、淮山药、薏苡仁米等洗净一同放入砂锅，加水煮沸，文火煮成粥。每日1次，连服5~7天。
本品健脾除湿。

对证采药

中焦虚寒，脾胃失和

☑ 脘腹疼痛，喜温喜按
☑ 呕吐便溏，脘痞食少
☑ 畏寒肢冷，口淡不渴
☑ 舌质淡，苔白润
☑ 脉沉细或沉迟无力

理中汤合调中益气汤加减

党参15克, 炒白术10克, 干姜5克, 炙甘草6克, 升麻10克, 柴胡10克, 北黄芪30克, 炒苍术10克, 煨葛根15克, 茯苓15克, 当归10克, 陈皮10克, 黑附片6克, 砂仁3克。

用法: 水煎服。

中焦虚寒，胃气上逆

☑ 呃逆不已，胸脘痞闷
☑ 舌淡苔白，脉沉迟

小半夏汤合丁香柿蒂汤

法半夏10克, 茯苓12克, 生姜5片, 生甘草3克, 公丁香10克, 柿蒂6克, 党参10克, 砂仁3克, 黄芩10克, 广木香10克, 炒苍术10克, 谷芽30克, 麦芽30克, 陈皮10克。

用法: 水煎服。

肝郁气滞，脾失健运，气滞血瘀

☑ 胸膈痞闷，脘腹胀痛
☑ 嗳腐吞酸，恶心呕吐
☑ 饮食不消

越鞠丸合小半夏汤

苍术10克, 川芎10克, 制香附10克, 神曲10克, 生栀子10克, 法半夏10克, 茯苓15克, 广木香10克, 陈皮10克, 郁金12克, 海螵蛸25克, 三棱6克, 莪术6克, 生甘草5克, 生姜3片。

用法: 水煎服。

肝郁气滞，湿邪困脾

☑ 胁肋疼痛，胸闷喜太息
☑ 情志抑郁或易怒
☑ 嗳气，脘腹胀满
☑ 脉弦

柴胡疏肝散合平胃散

醋柴胡15克, 白芍10克, 陈皮10克, 炒枳壳10克, 炙甘草5克, 川芎10克, 制香附10克, 炒苍术10克, 生栀子10克, 神曲10克, 高良姜10克, 野灵芝20克, 生麦芽30克, 藿香10克, 法半夏10克, 炒厚朴10克。

用法: 水煎服。

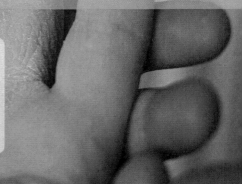

44 手足皲裂

一到秋冬季,手脚就干燥、开裂

很多人都会遇到这种情况,特别是在寒冷的冬季,皮肤很容易变得干燥,出现裂口,甚至疼痛难耐。这种情况被称为"手足皲裂",给生活带来很大的不便。

🔍自查自测

脉象: □虚　　□弦细　　□数

舌质: ■红　　**舌苔:** □黄　□薄

□皮肤干燥裂口　　□手足皲裂

🏠家庭预治

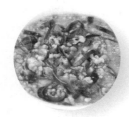

海带绿豆汤

材料:海带15克,绿豆30克,薄荷12克。
做法:取海带水发,切成丝;绿豆淘洗净,与海带丝一起入锅大火煮沸,煮至绿豆开花后,放入装有薄荷的纱布包,再沸后取出纱布包即成。作茶饮,每日1~2剂。
本品凉血疏风。

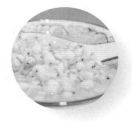

地肤薏仁粥

材料:地肤子15克,薏苡仁100克。
做法:地肤子单煎取汁,放入薏苡仁煮成稀粥,代早晚餐食用,连服1周。
本品健脾益肺。

对证采药

阴虚血燥，血虚不营

- ☑ 皮肤干燥裂口
- ☑ 舌红苔黄，脉虚

和营润肤煎

核桃仁 15 克，杏仁 15 克，栝楼仁 15 克，桃仁 15 克，火麻仁 15 克，柏子仁 15 克，上药捣碎成泥；当归身 15 克，桂枝 30 克，白芍 30 克，炙甘草 10 克。

用法: 水煎成后兑入食用醋 75 毫升，熏洗双手，早晚各一次。

湿热蕴结，瘀血闭阻，肌肤失荣

- ☑ 手足皲裂
- ☑ 舌红苔黄，脉弦细

桃红四物汤加味

川红花 10 克，桃仁泥 10 克，当归身 15 克，生地黄 25 克，熟地黄 25 克，川芎 10 克，桑白皮 15 克，白鲜皮 15 克，白芷 15 克，苍术 10 克，黄柏 15 克，白果 12 克，车前子 15 克，山药 50 克，芡实 30 克，防风 10 克，漂白术 10 克，生黄芪 30 克，生甘草 6 克。

用法: 水煎服。

热邪犯肺

- ☑ 口干咽燥
- ☑ 身热，恶风，头痛
- ☑ 咳嗽，痰少
- ☑ 舌质红，苔薄，脉数

桑菊饮

桑叶 7.5 克，菊花 3 克，杏仁 6 克，连翘 5 克，薄荷 2.5 克，苦桔梗 6 克，生甘草 2.5 克，苇根 6 克。

用法: 水煎服。

胃热炽盛

- ☑ 血色鲜红
- ☑ 口干臭秽
- ☑ 烦躁，便秘
- ☑ 舌红，苔黄，脉数

玉女煎

石膏 9~15 克，熟地黄 9~30 克，麦冬 6 克，知母、牛膝各 5 克。

用法: 水煎服。

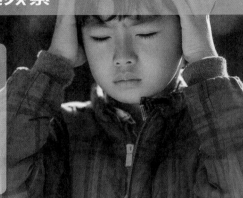

45 头痛

两年了，头痛得越来越频繁

从偶尔的轻微不适，到如今频繁发作的剧烈疼痛，每一次都像是一场无法逃脱的噩梦。患者在夜深人静的时候，被突如其来的疼痛唤醒，辗转反侧，难以入眠。白天工作时，头痛也让患者难以集中精力，思维变得迟钝，甚至出现记忆力下降的情况。

🔍 自查自测

脉象： □弦　　□细弦　　□细涩　　□浮　　□弦细

舌质： □淡　■红　　**舌苔：** □薄白

□往来寒热　　□心悸失眠　　□偏正头痛或巅顶头痛　　□心悸不安

🏠 家庭预治

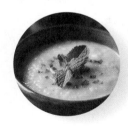

(薄荷粳米粥)

材料：粳米 100 克，薄荷 30 克，冰糖适量。

做法：将薄荷煎汤备用，粳米淘洗干净，加水煮粥，当粥将成时，加入冰糖适量及薄荷汤，再煮一二沸即可。

本品润燥疏风，开清通络。

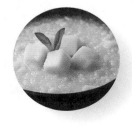

(橘皮山药粥)

材料：鲜橘皮 30 克（干品 15 克），半夏 10 克，山药 10 克，大米 100 克。

做法：将橘皮、半夏煎取药汁，去渣之后加入淘洗干净的大米、山药，加适量水，武火煮沸后转小火熬煮成稀粥。每日服 1 剂，温热食用。

本品燥湿行气，益气通络。

对证采药

卫外不固，表里不和

☑往来寒热，胸胁苦满
☑默默不欲饮食，心烦喜呕
☑口苦，咽干，目眩
☑舌苔薄白，脉弦

小柴胡汤合玉屏风散

北柴胡 10 克，法半夏 10 克，红参 10 克（另炖兑服），黄芩 10 克，炙甘草 5 克，防风 10 克，白术 10 克，北黄芪 25 克，生姜 3 片，红枣 5 枚，藿香 10 克，陈皮 10 克，茯苓 30 克，浮小麦 30 克。

用法：水煎服。

气血不足，清阳失养

☑头晕目眩，心悸失眠
☑面色无华
☑舌淡，脉细弦或细涩

黄芪桂枝五物汤加减

炙黄芪 35 克，嫩桂枝 5 克，赤芍 10 克，白芍 10 克，红枣 5 枚，生姜 3 片，当归 10 克，川芎 10 克，党参 12 克，白术 10 克，羌活 6 克，北山楂 15 克，炙甘草 5 克，地龙 10 克。

用法：水煎服。

虚劳血弱，风邪上扰

☑偏正头痛或巅顶头痛
☑恶寒发热，目眩鼻塞
☑舌苔薄白，脉浮

酸枣汤合川芎茶调散

酸枣仁 15 克，知母 15 克，茯苓 10 克，生甘草 6 克，川芎 15 克，荆芥 5 克，防风 10 克，羌活 10 克，白芷 10 克，薄荷 10 克，细辛 3 克，苍术 10 克，炒僵蚕 10 克。

用法：水煎服。

浊阴上犯，清阳不升

☑虚烦失眠，心悸不安
☑头目眩晕，咽干口燥
☑舌红，脉弦细

玉女煎

白术 10 克，泽泻 25 克，生姜皮 10 克，大腹皮 15 克，茯苓块 15 克，茯苓皮 15 克，陈皮 10 克，川芎 15 克，羌活 10 克，白芷 10 克，防风 15 克，细辛 3 克，荆芥 5 克，生甘草 6 克，卷柏 30 克，桑白皮 15 克。

用法：水煎服。

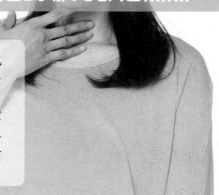

46 呃逆

间歇性打嗝一周了，走到哪儿都是焦点

　　呃逆，这个看似平常却又让人尴尬不已的症状，已经困扰我整整一周。每当我在需要保持安静的场合，无论是图书馆还是会议室，那不受控制的"嗝嗝"声都让我担心成为众人注目的焦点。我试图用各种方法来掩盖这恼人的声音，但都无济于事。

🔍 自查自测

脉象：□沉迟　□沉细　□沉迟无力　□缓　□滑　□虚弦

舌质：□淡　□红　　**舌苔：**□白　□白润　□白腻　□黄

□胸脘痞闷　　□脘痞食少　　□心下痞硬　　□呕逆不止

🏠 家庭预治

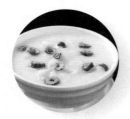

(山楂枳壳粥)

材料：山楂20克，枳壳10克，粳米100克，白糖10克。
做法：将干枳壳研末，山楂切片，与粳米同煮，煮开后改小火煮，煮成稀粥，加适量白糖调味即可，空腹食用。
本品和胃降逆。

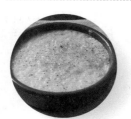

(砂仁粥)

材料：砂仁5克，粳米100克。
做法：粳米煮粥，砂仁研末成粉后加入粥中，再煮沸5~10分钟即可，温热服用，早晚各1剂，连用3日。
本品行气调中。

对证采药

风寒侵袭，胃气上逆

☑ 呃逆不已，胸脘痞闷
☑ 舌淡苔白，脉沉迟

丁香柿蒂汤加味

公丁香 10 克，柿蒂 10 克，党参 15 克，炮姜 10 克，法半夏 10 克，茯苓 30 克，炙甘草 6 克，黑胡椒 30 粒。

用法：水煎服。

中焦虚寒，气逆上冲

☑ 脘腹疼痛，喜温喜按
☑ 呕吐便溏，脘痞食少
☑ 畏寒肢冷，口淡不渴
☑ 舌质淡，苔白润
☑ 脉沉细或沉迟无力

理中汤合丁香柿蒂汤

党参 20 克，炒白术 10 克，干姜 10 克，黑附片 12 克，炙甘草 10 克，公丁香 10 克，柿蒂 10 克，细辛 3 克。

用法：水煎服。

药毒客胃，气逆上冲

☑ 心下痞硬，噫气不除
☑ 食欲缺乏，呃逆
☑ 恶心，甚或呕吐
☑ 舌苔白腻，脉缓或滑

旋复代赭汤合丁香柿蒂汤

旋复花 10 克，代赭石 30 克，党参 15 克，干姜 10 克，公丁香 10 克，柿蒂 10 克，炙甘草 6 克，法半夏 20 克，茯苓 30 克，青皮 10 克，陈皮 10 克，红枣 5 枚。

用法：水煎服。

虚热内伤

☑ 虚热内伤，呃逆不止
☑ 头目眩晕，咽干口燥
☑ 舌红苔黄，脉虚弦

呃逆方

黄连 3 克，紫苏叶 2.4 克。

用法：水煎，温服。

47 头皮奇痒

一直挠到头皮出血,还是痒

这种感觉就像是置身于一场永无止境的折磨之中,让人几乎快要失去理智。每一次的抓挠,都只会带来短暂的缓解,随即而来的便是更加猛烈的痒感,仿佛有成千上万只蚂蚁在头皮上疯狂地爬行。

🔍自查自测

脉象: □细弦　□细涩　□弦数　□细无力

舌质: ■淡　■红　　　**舌苔:** □黄　■黄燥

□心悸失眠　　　□烦躁易怒　　　□夜寐不宁

⌂家庭预治

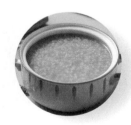

（地黄粥）

材料:熟地黄、粳米各适量。
做法:先把熟地黄切开,入砂锅中,加适量的清水煎取药汁,然后把药汁与粳米一起煮粥食用。
本品养血疏风。

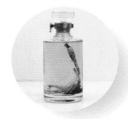

（冬虫夏草酒）

材料:冬虫夏草60克,白酒400毫升。
做法:将冬虫夏草60克,浸入白酒400毫升内,7昼夜后弃药渣,装瓶备用,用棉球蘸酒外搽患处1~3分钟,早晚各1次。
本品益肺疏风。

对证采药

## 阴亏血弱，血虚生风	## 四物汤合苦参汤
☑头晕目眩，心悸失眠 ☑面色无华 ☑舌淡，脉细弦或细涩	当归15克，川芎6克，藁本10克，赤芍30克，生地黄15克，熟地黄15克，白鲜皮30克，百部15克，苦参10克，祁蛇10克。 用法：水煎服。
## 肝火上炎	## 龙胆泻肝汤
☑口苦，烦躁易怒 ☑两目红赤，耳鸣目眩 ☑舌红，苔黄，脉弦数	龙胆草6克，黄芩9克，栀子9克，泽泻12克，木通6克，车前子9克，当归3克，生地黄9克，柴胡6克，甘草6克。 用法：水煎服。
## 气血亏虚	## 归脾汤
☑神疲乏力，面色㿠白 ☑头晕心悸，夜寐不宁 ☑舌淡，脉细无力	白术、茯神、黄芪、龙眼肉、酸枣仁各18克，人参、木香各9克，甘草6克，当归3克，远志3克。 用法：加生姜、大枣，水煎服。
## 血热妄行	## 十灰散
☑头皮奇痒 ☑伴有发热，口渴，便秘 ☑舌质红，苔黄，脉弦数	大蓟、小蓟、荷叶、侧柏叶、茅根、茜根、山栀、大黄、牡丹皮、棕榈皮各9克。 用法：各药烧炭存性，为末，藕汁或萝卜汁磨京墨适量，调服9~15克；亦可作汤剂，水煎服。

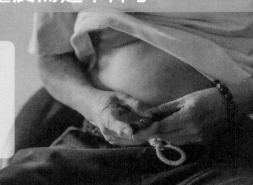

48 糖尿病

多尿,多饮,多食,体重反而还下降了

多饮,多食,多尿,体重反而还下降了?这似乎是糖尿病的典型症状。对于已经知道自己患有糖尿病的人来说,这些症状可能只是他们日常生活中必须面对的一部分。

🔍自查自测

□浮虚　　□数　　□细弱　　□弦数有力

舌质:■淡　■红　　　舌苔:□薄白　□黄　□黄腻

➕家庭预治

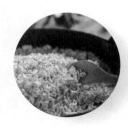

（葛根粉）

功用:解肌退热,生津止渴。
用法:温水冲服。
宜忌:脾胃虚弱者忌用。

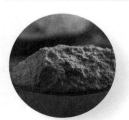

（铁皮石斛粉）

功用:养阴清热。
用法:取粉 3-5 克,沸水冲服,每日 1 次。
宜忌:肾功能不全者慎用。

对证采药

肺卫不固

☑ 汗出恶风，面色㿠白
☑ 舌淡，苔薄白，脉浮虚

玉屏风散

防风15克，黄芪、白术各30克。

用法：散剂，每服6~9克；亦可作汤剂，水煎服。

阴虚火旺

☑ 发热盗汗，面赤心烦
☑ 口干唇燥
☑ 大便干结，小便黄赤
☑ 舌红苔黄，脉数

当归六黄汤

当归、生地黄、黄芩、黄柏、黄连、熟地黄各6克，黄芪12克。

用法：水煎服。

心血不足

☑ 心悸怔忡，健忘失眠
☑ 盗汗虚热，食少体倦
☑ 面色萎黄
☑ 舌淡，苔薄白，脉细弱

归脾汤

白术、茯神、黄芪、龙眼肉、酸枣仁各18克，人参、木香各9克，甘草6克，当归3克，远志3克。

用法：加生姜、大枣，水煎服。

邪热郁蒸

☑ 舌红苔黄腻，脉弦数有力

龙胆泻肝汤

龙胆草6克，黄芩9克，栀子9克，泽泻12克，木通6克，车前子9克，当归3克，生地黄9克，柴胡6克，甘草6克。

用法：水煎服，亦可制成丸剂，每服6~9克，日二次，温开水送下。

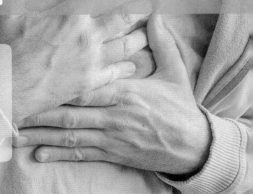

49 慢性阻塞性肺疾病

咳痰，胸闷？配合治疗

慢性阻塞性肺疾病，即慢阻肺，是一种常见的慢性呼吸系统疾病。它的症状包括持续性的咳嗽、咳痰以及胸闷等，这些症状往往会随着病情的加重而变得更加明显。

🔍 自查自测

脉象： □滑数　□虚缓　□浮数　□浮紧

舌质： ☑淡　☑红　　　　**舌苔：** □黄腻　☑白　□薄白　□黄

□咳喘痰多气急　　　□气短乏力　　　□咳逆气急　　　□语音不出

🏠 家庭预治

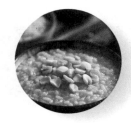

（百合莲子粥）

材料：百合粉30克，粳米100克，莲子、冰糖若干。
做法：百合粉、粳米淘洗净后加水煮粥，粥将熟时放入莲子和适量冰糖，再煮至粥熟。可作早、晚餐服食，每天服1~2次。
本品养阴润肺止咳。用于风热干咳。

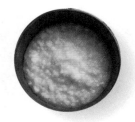

（川贝粥）

材料：川贝粉6克，粳米100克，冰糖适量。
做法：粳米100克加适量冰糖煮粥，粥快熟时加入川贝粉6克，煮沸。每天服2次，可做早、晚餐。
本品清肺化痰，润燥止咳。用于慢性干咳。

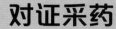

对证采药

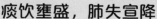

痰饮壅盛，肺失宣降

定喘汤合三子养亲汤

☑咳喘痰多气急，痰稠色黄
☑或微恶风寒
☑舌苔黄腻，脉滑数

白果仁12克，炙麻黄6克，光杏仁10克，炙款冬花15克，炙甘草6克，法半夏10克，桑白皮15克，苏子10克，炒莱菔子10克，白芥子6克，当归6克，地龙20克，川芎10克。

用法：水煎服。

脾肾亏虚，肺瘀不宣

四君子汤合定喘汤加减

☑面色萎白，语声低微
☑气短乏力，食少便溏
☑舌淡苔白，脉虚缓

党参15克，白术10克，炙甘草6克，茯苓15克，炙麻黄2克，谷芽30克，麦芽30克，白果（打碎）12克，炙款冬花15克，法半夏10克，苏子6克，全当归6克，桑白皮10克，炙黄芪30克，红枣4枚，生姜3片。

用法：水煎服。

痰热壅肺，热邪郁闭

麻杏石甘汤合定喘汤

☑身热不解，有汗或无汗
☑咳逆气急，甚则鼻扇，口渴
☑舌苔薄白或黄，脉浮而数

炙麻黄10克，生石膏30克，光杏仁10克，炙甘草5克，白果仁12克，炙款冬花15克，法半夏10克，桑白皮15克，桑叶15克，苏子10克，黄芩10克，当归10克，地龙15克，蛇床子10克，生黄芪30克。

用法：3水煎服。

风热犯肺，痰热内结，肺失宣肃

三拗汤合小陷胸汤加减

☑症见鼻塞声重，语音不出，咳嗽胸闷
☑舌苔薄白
☑脉浮紧

生麻黄10克，光杏仁10克，炙甘草6克，法半夏10克，栝楼皮10克，黄连10克，地龙10克，鱼腥草15克。

用法：水煎服。

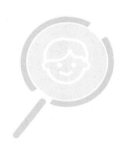

儿童常见疾病方药

01 磨牙打呼
孩子睡觉中的"怪声音"

作为父母，我们都希望孩子能有一个安稳的睡眠，但有时候，我们会发现孩子在睡觉中发出一些"怪声音"，比如磨牙和打呼。这些声音可能会让我们感到困惑和担忧。那么，孩子为什么会发出这些声音呢？它们又代表什么意义呢？

🔍自查自测

脉象: □弦　　□虚弱　　□滑数

舌质: ■淡　■红　　　**舌苔:** □薄白　□微黄　■腻　□黄腻

□胸胁苦满　　□内有蛔虫　　□气急呕恶

🏠家庭预治

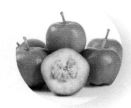

（山楂）
功用: 消食健胃，行气散瘀，化浊降脂。
用法: 充当零食。
宜忌: 每日两颗，不可多食。

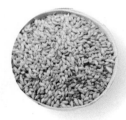

（麦芽）
功用: 行气消食，健脾开胃。
用法: 生麦芽榨汁服用。
宜忌: 不可连日服用。

对证采药

肝郁脾虚，痰火扰神

小柴胡汤加味

- ☑ 往来寒热，胸胁苦满
- ☑ 默默不欲饮食
- ☑ 心烦喜呕，口苦，咽干，目眩
- ☑ 舌苔薄白，脉弦

北柴胡 6 克，黄芩 5 克，太子参 6 克，法半夏 4 克，炙甘草 3 克，桔梗 4 克，生麦芽 10 克，北山楂 6 克，炒鸡内金 6 克，生大黄 3 克，漂白术 5 克，漂苍术 5 克，茯苓 8 克，红枣 1 枚，生姜 1 片。

用法: 水煎服。

脾虚失运，虫动扰神

健脾丸加减

- ☑ 食少难消，脘腹痞闷
- ☑ 大便溏薄，倦怠乏力
- ☑ 苔腻微黄，脉虚弱

生黄芪 15 克，白术 7 克，太子参 10 克，神曲 10 克，北山楂 15 克，炙甘草 4 克，生麦芽 15 克，枳实 7 克，川黄连 5 克，川椒 5 克，使君子 6 克。

用法: 水煎服。

脾虚胃弱，食积气滞

健脾丸化裁

- ☑ 内有蛔虫
- ☑ 食少难消，脘腹痞闷
- ☑ 大便溏薄，倦怠乏力
- ☑ 苔腻微黄，脉虚弱

党参 5 克，生黄芪 10 克，白术 5 克，陈皮 5 克，北山楂 10 克，炒麦芽 15 克，枳实 5 克，神曲 5 克。

用法: 水煎服。

痰气胶结，喉嗌壅塞

顺气化痰汤加味

- ☑ 咳嗽，痰黄稠
- ☑ 胸膈痞闷，气急呕恶
- ☑ 舌质红，苔黄腻，脉滑数

法半夏 15 克，栝楼皮 15 克，生麦芽 30 克，北山楂 15 克，竹茹 15 克，炒枳壳 12 克，胆南星 10 克，葛根 15 克，炒莱菔子 10 克，陈皮 10 克，茯苓 15 克，红枣 3 枚，生姜 3 片，浙贝母 15 克。

用法: 水煎服。

02 肚子疼

孩子肚子怎么老是一会儿疼一会儿不疼

作为家长，看到孩子肚子疼一定非常担心。这种一会儿疼一会儿不疼的情况，可能是由多种原因引起的。下面，本节将一起探讨一下可能的原因和应对方法。

🔍自查自测

脉象： □弦　　　□沉迟无力　　　□沉迟细

舌质： □淡　□红　　　**舌苔：** □白　□薄白　□黄

□腹痛拒按　　　□神疲乏力　　　□胁肋胀痛　　　□下痢赤白

🏠家庭预治

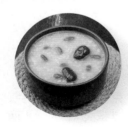

(干姜粥)

材料：干姜 5 克，红枣 3~5 枚，粳米 100 克，枸杞若干。

做法：先将干姜煎煮，去渣取汁，再将汁水加入锅中，再加入红枣、粳米煮粥即可，日服 1 次，宜当早餐。

本品散寒和胃，升清益脾。

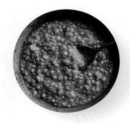

(青蒿绿豆粥)

材料：青蒿 5 克，西瓜翠衣 60 克，鲜荷叶适量，绿豆 30 克，赤茯苓 12 克。

做法：将青蒿、西瓜翠衣、赤茯苓入锅内煮沸，取汁，加绿豆、荷叶共同煮为稀粥，粥成后去荷叶，加入药汁，再煮沸即可，日服 2 次，连续服用 1 周。

本品清热解毒，祛湿和胃。

对证采药

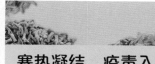

寒热凝结，疫毒入营

☑腹痛拒按，得温则减
☑舌淡苔白，脉弦

燮理汤加味

生山药6钱，白芍4钱，金银花4钱，牛蒡子2钱，黄连1.5钱，肉桂1.5钱，甘草2钱，地榆3钱，鸦胆子（去壳）20粒，用熟菜叶包裹，分2次吞服。

用法：水煎服。

脾肾阳虚，运化失司

☑腹痛喜温
☑腰酸肢冷，神疲乏力
☑舌淡，苔薄白
☑脉沉迟无力

四神丸加味

煨肉豆蔻、补骨脂、吴茱萸、五味子各9克，红枣3枚，生姜3片，炒厚朴、煨诃子、谷芽、焦山楂、党参、麦冬、煨葛根各4.5克。

用法：水煎服。

肝郁气滞，寒湿瘀结

☑胁肋胀痛，脘腹疼痛
☑脉弦

导气汤合四逆散加味

川楝子10克，小茴香7克，广木香7克，吴茱萸4克，党参10克，肉桂4克，生姜3片，青皮7克，炒橘核7克，路路通10克，王不留行籽7克，北柴胡8克，白芍10克，枳实7克，生甘草4克，煅龙骨15克，煅牡蛎15克。

用法：水煎服。

脾胃阳虚，气陷滑泄

☑腹痛喜温喜按
☑或下痢赤白，或便脓血
☑里急后重，日夜无度，不思饮食
☑舌淡苔白，脉沉迟细

真人养脏汤加减

煨诃子6克，醋粟壳、煨肉蔻、肉桂、煨木香、炒白术、党参、白芍、煨葛根各4.5克。

用法：水煎分多次喂服。

发热

高热、低热的不同应对

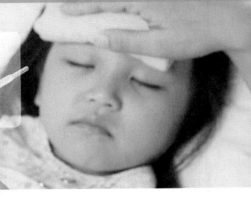

　　发热是常见的身体不适症状，可能是由多种原因引起的，如感染、炎症等。高热和低热是发热的两种不同类型，它们的应对方法也有所不同。

🔍自查自测

□虚数　　　□沉滑　　　□沉缓　　　□细数　　　□虚大无力

舌质: □红　■淡　　　**舌苔:** □少　□腻

🏠家庭预治

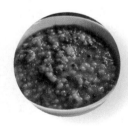

（绿豆粥）

材料: 绿豆 100 克，大米 100 克，红糖 100 克。

做法: 红糖加水熬熔收取糖水。先将绿豆、大米放于砂锅中，注入清水 1200 毫升，大火烧至绿豆开裂，继续用大火烧开后，转用小火慢熬成粥，加入糖水，搅匀，再熬 5 分钟。

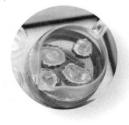

（苦瓜茶）

材料: 绿茶适量，苦瓜 1 个。

做法: 苦瓜从上端切开，挖去瓜瓤，装入绿茶，再将切开的瓜盖合拢，用竹签串住，将瓜挂于通风处阴干。取瓜洗净，连同茶叶切碎，混合均匀。每次取 10 克，开水冲泡，焖半小时，频饮。

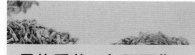

对证采药

暑热熏蒸，气阴两伤

- ☑ 身热多汗，心胸烦
- ☑ 气逆欲呕，口干喜饮
- ☑ 虚赢少气，或虚烦不寐
- ☑ 舌红苔少，脉虚数

竹叶石膏汤加减

竹叶 4.5 克，生石膏 12 克，党参 9 克，制半夏 4.5 克，麦冬 4.5 克，谷芽 9 克，粉甘草 9 克，藿香 4.5 克，苍术 4.5 克，知母 3 克，五味子 4.5 克，生姜 2 片。

用法：水煎服。

外感时邪，内蕴痰热，化火风动

- ☑ 舌强不能言
- ☑ 喉中痰鸣，辘辘有声
- ☑ 舌苔白腻，脉沉滑或沉缓

涤痰汤加味

党参 10 克，法半夏 5 克，陈皮 5 克，枳实 5 克，茯苓 10 克，胆南星 5 克，竹茹 5 克，石菖蒲 3 克，甘草 3 克，红枣 2 枚，生姜 2 片，黄芪 10 克，白术 5 克，神曲 5 克，北山楂 10 克，炒麦芽 15 克。

用法：水煎服。

阴虚发热

- ☑ 骨蒸潮热
- ☑ 低热日久不退
- ☑ 形体消瘦，唇红颧赤
- ☑ 困倦盗汗，或口渴心烦
- ☑ 舌红少苔，脉细数

清骨散

银柴胡 5 克，胡黄连、秦艽、鳖甲、地骨皮、青蒿、知母各 3 克，甘草 2 克。

用法：水煎服。

气虚发热

- ☑ 身热自汗，渴喜热饮
- ☑ 气短乏力
- ☑ 舌淡，脉虚大无力

补中益气汤

黄芪 10 克，甘草 9 克，人参 6 克，当归 3 克，橘皮 6 克，升麻 6 克，柴胡 6 克，白术 9 克。

用法：水煎服。

04 流涎

孩子口水流不停，怎么办

流涎是婴幼儿时期一种常见的生理现象，由于孩子的口腔容积较小，又不会及时吞咽、调节，于是口水积多后，就容易出现流口水的现象。

🔍自查自测

脉象：□弦滑　　□滑数　　□细数　　□弦数

舌质：▨红　■裂纹　　**舌苔：**□腻　□微黄　□黄　□少　▨无

⊕家庭预治

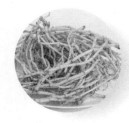

（鱼腥草）

用法：煮水，代茶饮。
功用：清热解毒。
宜忌：虚寒证及阴性疮疡者忌服。

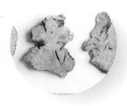

（金荞麦）

用法：清热解毒。
功用：煎服或隔水炖服。
宜忌：生用为宜。

对证采药

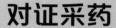

肝热胃寒，津液失摄

☑胆怯易惊，虚烦不宁，失眠多梦
☑呕恶呃逆或眩晕
☑苔腻微黄，脉弦滑

黄连温胆汤加减

黄芩4克，茯苓10克，白术4克，胡黄连4克，薏米10克，法半夏4克，枳实4克，陈皮4克，升麻4克，大青叶6克，生甘草4克。

用法：水煎服。

脾胃积热，肝火上炎

☑口气热臭，口干舌燥
☑舌红苔黄，脉滑数

清胃散加减化裁

生栀子6克，贡菊4克，麦冬5克，生地黄8克，生大黄4克，牛蒡子10克，蝉衣3克，升麻6克，当归6克，白芍8克，川黄连3克，生甘草3克。

用法：水煎服。

外感风热

☑舌质红，或有裂纹
☑苔少甚至无苔
☑脉细数

梅翁汤

岗梅根31克，水翁花15克，土牛膝12克，鱼腥草31克，大青叶15克，野菊花12克，银花叶15克，连翘15克。

用法：水煎服。

气郁发热

☑胁肋胀满，烦躁易怒
☑口干而苦，纳食减少
☑舌红，苔黄，脉弦数

四清汤

锦纹大黄8克，炒枳壳9克，生石膏30克，葛根、连翘、银花各9克，菊花6克，生黄芩、生山栀、滑石各9克，鲜竹叶40片。

用法：水煎服。

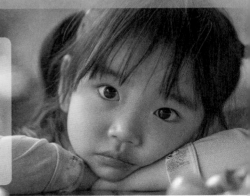

05 | 厌食
孩子不长个,还总说自己不饿、没胃口

孩子厌食可急坏许多家长。厌食的孩子往往不长个,不仅让家长担心孩子的身体健康,更让他们担心孩子未来的发展。毕竟,身高和体重是衡量一个孩子健康成长的重要指标之一。那么,孩子厌食的原因和解决方案有哪些呢?

🔍 自查自测

脉象: □弱　　□虚弱　　□弦　　□滑

舌质: ☑淡　☑红　　**舌苔:** □白　☑腻　□微黄　☑厚腻

□里急腹痛　　□食少难消　　□恶食呕逆

⊕ 家庭预治

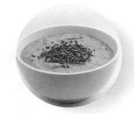

（山楂高粱粥）

材料: 山楂片 10 克,高粱米 50 克。

做法: 将山楂片和高粱米一起置于铁锅,文火炒焦,取出压碾成粗粉,置于砂锅,加水煮成粥。

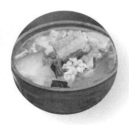

（薏米眉豆冬瓜汤）

材料: 猪扇骨 500 克,眉豆、冬瓜各 100 克,薏米 50 克,蜜枣 3 个。

做法: 眉豆、薏米泡发;猪扇骨焯煮去脏污捞出;冬瓜去瓤、籽,连皮一起切成厚块。将猪扇骨、眉豆、薏米、蜜枣放入砂锅中,加水煮至豆粒开花,放入冬瓜,煲煮至熟,加盐调味即可。

对证采药

脾胃虚弱，食欲缺乏

☑里急腹痛，喜温喜按
☑形体羸瘦，面色无华
☑心悸气短，自汗盗汗

黄芪建中汤加味

炙黄芪15克,桂枝5克,白芍10克,炙甘草4克,生姜3片,红枣3枚,谷芽15克,麦芽15克,细辛1克,藿香6克,山药10克,饴糖1匙(兑入),焦山楂10克。

用法: 水煎服。

脾胃不和，纳运失常

☑食少难消，脘腹痞闷
☑大便溏薄，倦怠乏力
☑苔腻微黄，脉虚弱

健脾丸加减

太子参12克，白术8克，炙黄芪15克，神曲10克,北山楂10克,生麦芽15克,法半夏8克,枳实8克，荷叶10克，炒鸡内金10克，茯苓10克。

用法: 水煎服。

肝郁脾虚，纳运失常

☑胁肋胀痛，脘腹疼痛
☑脉弦

健脾丸合四逆散加减

太子参10克，神曲10克，枳实6克，白术6克，生麦芽15克，北山楂10克，荷叶10克，炙黄芪10克，灵芝8克，陈皮8克，北柴胡5克，白芍8克，生甘草3克。

用法: 水煎服。

食滞难消

☑脘腹痞满胀痛，嗳腐吞酸
☑恶食呕逆，或大便泄泻
☑舌苔厚腻，脉滑

保和丸

山楂180克，神曲60克，半夏、茯苓各90克，陈皮、连翘、萝卜子各30克。

用法: 上药研为末，炊饼为丸，如梧桐子大，每服6~9克，米汤下。

06 百日咳
不必咳百日

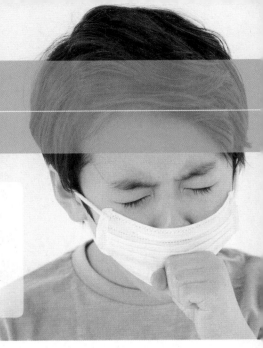

百日咳是一种常见的儿童传染病，得名于其咳嗽症状可能会持续百日之久。然而，随着现代医学的发展和进步，百日咳已经可以得到有效治疗，患儿不必再经历长达百日的咳嗽折磨。

🔍 自查自测

脉象: ☐浮数　　☐浮而有力　　☐滑数　　☐细

舌质: ☐淡　■舌尖红　■红

舌苔: ☐白　☐薄白　☐薄黄　☐黄腻　☐少　■无

🏠 家庭预治

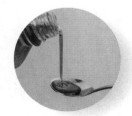

（百咳静糖浆）

功用: 用于初咳期邪犯肺卫证。
用法: 按说明书服用。

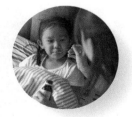

（小儿百部止咳糖浆）

功用: 用于痉咳期痰火阻肺证。
用法: 按说明书服用。

对证采药

阴虚内耗

☑ 面色微红，双睑轻度浮肿
☑ 舌质淡，舌尖红
☑ 苔白，脉浮数

治嗽得效方

人参、款冬花、白矾、佛耳草、甘草各6克。

用法：上药锉碎作1服，用水1000毫升，生姜3片，枣1枚，乌梅半个，煎至700毫升。食后服。

邪犯肺卫

☑ 初起咳嗽，流涕
☑ 有发热，咽红
☑ 痰液稀白或稠黄
☑ 舌质红，苔薄白或薄黄
☑ 脉浮有力，指纹浮红或浮紫

桑菊饮

桑叶7.5克，菊花3克，杏仁6克，连翘5克，薄荷2.5克，苦桔梗6克，生甘草2.5克，苇根6克。

用法：水煎温服。

痰火阻肺

☑ 阵发性痉咳，伴吸气性鸡鸣样吼声，吐出痰涎及食物而止，入夜尤甚，痰液黏稠
☑ 舌质红，苔薄黄或黄腻
☑ 脉滑数，指纹紫滞

桑白皮汤

桑白皮、半夏、苏子、杏仁、贝母、山栀、黄芩、黄连各2.4克。

用法：上为粗末。每服15克，水一盏半，葱白五段，煎至八分，去滓，食前温服。

气阴耗伤

☑ 咳声无力，痰白清稀
☑ 神倦乏力，气短懒言
☑ 声音嘶哑，纳呆食少
☑ 自汗或盗汗，大便不实
☑ 舌质淡，苔少或无苔，脉细

沙参麦冬汤

沙参9克，玉竹6克，生甘草3克，冬桑叶4.5克，麦冬9克，生扁豆4.5克，花粉4.5克。

用法：水五杯，煮取二杯，日再服。久热久咳者，加地骨皮9克。

07 中暑

小孩中暑怎么办

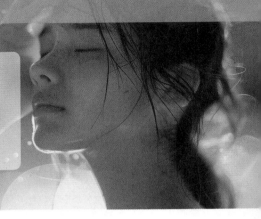

中暑是一种常见的健康问题，特别是在炎热的夏季。对于小孩来说，由于他们的体温调节能力相对较弱，中暑的风险更高。因此，了解小孩中暑的处理方法至关重要。

🔍 自查自测

☐冒暑伏热	☐心膈烦闷	☐身热口燥	☐头痛如破
☐引饮无度	☐恶心疲倦	☐面色潮红	☐神志不清

🏠 家庭预治

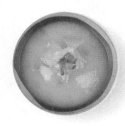

消暑豆芽冬瓜汤

材料: 冬瓜块 100 克，绿豆芽 70 克，高汤适量，姜片、葱花各少许，调料、食用油适量。

做法: 热锅注油烧热，放入姜，倒入冬瓜块，炒香。加入备好的高汤，用中火煮约 10 分钟，至食材熟透。放入洗净的绿豆芽。拌匀，稍煮片刻即可。关火后盛出煮好的汤料，撒上葱花即可。

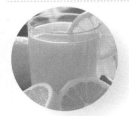

柠檬速溶饮

材料: 鲜柠檬 500 克。

做法: 取鲜柠檬果肉切碎，以洁净纱布绞取汁液，先以大火，后改以小火，慢慢熬煮成膏，装瓶备用。每次 10 克，以沸水冲化，每日饮用 2 次。

对证采药

冒暑伏热

☑ 冒暑伏热，心膈烦闷
☑ 饮水过度，不知人事

龙须散

炙甘草 30 克，乌梅 30 克，白矾 15 克，五倍子 30 克。

用法：上药研为细末，入白面 120 克，同和匀。每服 15 克，新汲水调下。

中暑兼有气滞

☑ 身热口燥，头痛如破
☑ 气块筑痛，下黄水如葵汁

乌金散 1 号方

不蛀皂角 90 克，炙甘草 30 克。

用法：上药研为细末，以新汲水或温熟水调 10 克服立瘥。

伏暑烦躁

☑ 伏暑烦躁，引饮无度
☑ 恶心疲倦，服凉药不得

冷香饮子

草果仁 90 克，附子、橘红各 30 克，炙甘草 15 克。

用法：上药研为粗末，每服 30 克，以水 400 毫升，生姜 10 片，煎至 100 毫升，去滓，沉冷，不拘时服。

骨蒸肌热

☑ 头痛，头晕，口渴
☑ 面色潮红和神志不清

地仙散

地骨皮 60 克，防风 30 克，炙甘草 15 克。

用法：上药研为粗末，每服 12 克，水 875 毫升，生姜 5 片，煎至八分，去滓温服，不拘时候。

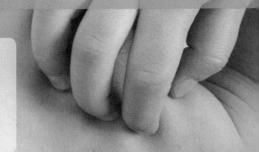

08 水痘

水痘导致疼痒难耐,如何快速痊愈

水痘,这种常见的儿童疾病,往往伴随着疼痛和痒感,让患者倍感不适。对于许多家长和孩子来说,如何快速有效地治愈水痘,成为他们最关心的问题。

🔍自查自测

□乍凉乍热　**脉象:** □滑数　　□浮数　　□浮数　　□弦数

舌质: ■红　■绛　　**舌苔:** □黄腻　■薄白　■黄燥　■干

🏠家庭预治

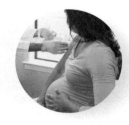

（孕妇需注意）

孕妇早期接触水痘者后,应及时肌肉注射水痘－带状疱疹免疫球蛋白,如患水痘应终止妊娠,避免发生先天性水痘综合征。

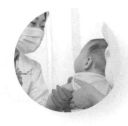

（控制传染源）

水痘患儿应隔离至疱疹结痂为止。已接触水痘者应检疫3周,并立即给予水痘减毒活疫苗肌内注射。被水痘患儿污染的被服及用具,应进行消毒。

对证采药

外感时邪，湿毒熏蒸

三物黄芩汤合二妙丸

- ☑全身红疹、水疱，皮肤瘙痒
- ☑伴流清涕，鼻塞
- ☑尿黄，大便正常

黄芩8克，苦参8克，生地黄8克，黄柏8克，苍术8克，桑白皮10克，川黄连4克，白鲜皮6克，生甘草3克，蝉衣5克，防风4克，蛇床子3克，紫浮萍10克。

用法：水煎服。

外感时邪，邪入卫分

银翘散加味

- ☑水痘呈向心性分布，伴有痒感
- ☑舌苔薄白，脉浮数
- ☑或指纹紫

山银花15克，连翘10克，牛蒡子6克，生甘草5克，荆芥15克，防风6克，竹叶10克，薄荷7克，芦根15克，大青叶10克，锦灯笼10克，败酱草10克，鱼腥草10克，黄芩6克。

用法：水煎服。

外感时邪，湿热蕴肺

马勃三黄散自拟

- ☑鼻流清涕，呵欠闷顿
- ☑乍凉乍热
- ☑手足稍冷，或中指独冷
- ☑睡时惊悸
- ☑恶心呕吐
- ☑以手掐面目唇鼻

马勃5克，黄连5克，黄柏5克，黄芩5克，冰片1克。

用法：研末，麻油调，涂抹患处。

邪炽气营

清胃散

- ☑皮疹疹色紫暗，疱浆混浊
- ☑根盘红晕明显，分布密集
- ☑舌红或绛，苔黄糙而干
- ☑脉数有力，或指纹紫滞

生地黄、当归身各6克，牡丹皮6克，黄连9克，升麻6克。

用法：水煎服。

09 尿床
孩子挺大了,怎么还尿床

在黎明的曙光中,卧室温暖。年幼的男孩在梦乡中,但床单湿了一大片,显然是尿床了。母亲发现后,轻轻唤醒他,温和地告诉他尿床的事实。不再尿床,中医有妙招。

🔍自查自测

脉象:□沉细　　□沉弱　　□弱而无力

舌质:■淡　■红　　　舌苔:□薄白　■白滑　□少

🏠家庭预治

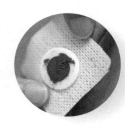

药物外治

取五味子、桑螵蛸、补骨脂各 40 克,共研细末,姜汁调匀,1 次 1 贴,外敷脐部,晨起取下。每晚 1 次。

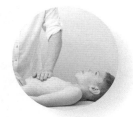

推拿疗法

揉丹田 200 次,摩腹 20 分钟,揉龟尾 30 次。较大儿童可用擦法。摩擦肾俞、八髎,以热为度。1 日 1 次。

对证采药

心肾亏虚，闭藏失职

☑ 睡中遗尿，天寒时加重
☑ 小便清长
☑ 神疲乏力，面色少华
☑ 形寒肢冷，腰膝酸软
☑ 舌淡苔薄白或白滑
☑ 脉沉细或沉弱

固真丹合桑螵蛸散

桑螵蛸、党参、茯苓各 10 克，煅龙骨、煅牡蛎、醋龟板各 15 克，石菖蒲 5 克，生远志 6 克，益智仁 6 克，台乌药 8 克，食盐 1 克，炙甘草 4 克。

用法：水煎服。

肺脾气虚

☑ 睡中遗尿，日间尿频而量多
☑ 面色少华或萎黄，神疲乏力
☑ 纳少便溏，自汗，动则多汗，易感冒
☑ 舌淡苔薄白，脉弱无力

补中益气汤

黄芪 10 克，甘草 9 克，人参 6 克，当归 3 克，橘皮 6 克，升麻 6 克，柴胡 6 克，白术 9 克。

用法：水煎服。

心肾失交

☑ 梦中遗尿，寐不安宁
☑ 多梦易惊，烦躁叫扰
☑ 多动少静，记忆力差
☑ 或五心烦热，形体较瘦
☑ 舌红苔少，脉沉细数

交泰丸

川黄连 15 克，肉桂心 1.5 克。

用法：蜜丸，每服 3 克，日 2 次，温开水送下；亦可作汤剂，水煎服。

肝经湿热

☑ 睡中遗尿，小便量少色黄气味腥臊
☑ 性情急躁，夜卧不安或梦语齿
☑ 甚者目睛红赤
☑ 舌红苔黄腻，脉滑数

龙胆泻肝汤

龙胆草 6 克，炒黄芩 9 克，栀子 9 克，泽泻 12 克，木通 6 克，车前子 9 克，当归 3 克，生地黄 9 克，柴胡 6 克，甘草 6 克。

用法：水煎服，亦可制成丸剂，每服 6~9 克，每日 2 次，温开水送下。

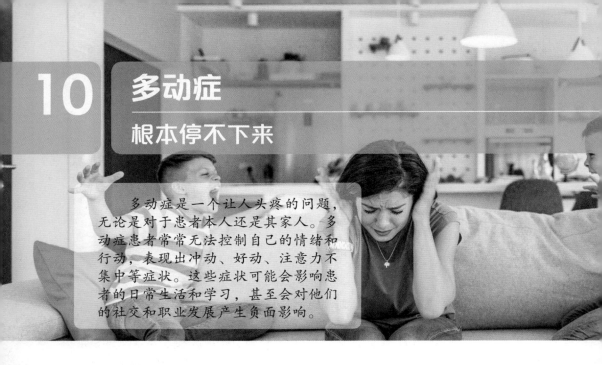

10 多动症

根本停不下来

多动症是一个让人头疼的问题，无论是对于患者本人还是其家人。多动症患者常常无法控制自己的情绪和行动，表现出冲动、好动、注意力不集中等症状。这些症状可能会影响患者的日常生活和学习，甚至会对他们的社交和职业发展产生负面影响。

🔍 自查自测

脉象： ☐弦　　☐弦数　　☐滑数　　☐细弦　　☐虚弱无力

舌质： ■红　　■舌尖红　　■淡

舌苔： ☐薄　　☐薄黄　　☐黄腻　　■少　　☐薄白

🏠 家庭预治

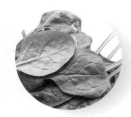

（菠菜）

功用：维持人体酸碱平衡、维持神经肌肉正常功能。
用法：炒食配餐。
宜忌：不宜与高钙食物共食。

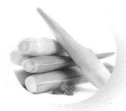

（茭白）

功用：维持人体钾钠平衡、维持神经肌肉功能正常。
用法：炒食配餐。
宜忌：肾脏疾病及泌尿系统疾病患者忌食。

对证采药

心肝火旺

☑多动不安，冲动任性
☑急躁易怒，做事莽撞
☑大便秘结，小便色黄
☑舌质红或舌尖红，苔薄或薄黄
☑脉弦或弦数

定志丸

人参、白茯苓、石菖蒲、远志、龙齿酸枣仁、铁粉、麦门冬、朱砂、乳香、麝香、琥珀各等分。

用法：上为细末，次入朱砂、铁粉同研匀，绞生地黄汁，浸蒸饼为丸，如梧桐子大，别用朱砂为衣。每服 20 丸，食后，临卧温熟水送下。

痰火内扰

☑多动多语，烦躁不安
☑冲动任性，难以制约
☑胸中烦热，懊恼不眠
☑纳少口苦，便秘尿赤
☑舌质红，苔黄腻，脉滑数

黄连温胆汤

黄芩 4 克，茯苓 10 克，白术 4 克，胡黄连 4 克，薏米 10 克，法半夏 4 克，枳实 4 克，陈皮 4 克，升麻 4 克，大青叶 6 克，生甘草 4 克。

用法：水煎服。

肝肾阴虚

☑多动难静，急躁易怒
☑神思涣散，注意力不集中
☑五心烦热，盗汗，大便秘结
☑舌红，苔少，脉细弦

杞菊地黄丸

熟地黄 24 克，山萸肉、干山药各 12 克，泽泻、牡丹皮、去皮茯苓、枸杞子、菊花各 9 克。

用法：上为细末，炼蜜为丸，如梧桐子大，每服 9 克，空腹服。

心脾两虚

☑神疲乏力，形体消瘦或虚胖
☑多动冒失，记忆力差
☑伴自汗盗汗偏食纳少
☑面色无华
☑舌质淡，苔薄白，脉虚弱无力

归脾汤

白术、茯神、黄芪、龙眼肉、酸枣仁各 18 克，人参、木香各 9 克，甘草 6 克，当归 3 克，远志 3 克。

用法：加生姜、大枣，水煎服。

11 青少年近视
小小的脑袋承受不住大大的眼镜

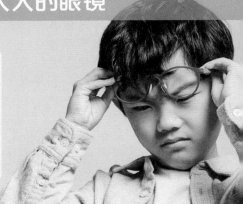

在当下的信息时代，电子设备在给我们的生活带来便捷的同时，却也悄然间给我们的健康带来了隐患。特别是对于青少年来说，近视问题愈发严重，仿佛小小的脑袋已经承受不住那越来越大的眼镜。

🔍自查自测

□先天近视　　□视物不清　　□兼有内热　　□外感风热

🏠家庭预治

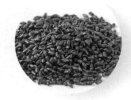

（决明子）

功用：清肝明目。
用法：煮水代茶饮。
宜忌：脾胃虚弱者不用。

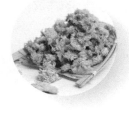

（菊花）

功用：清肝明目，清热解毒。
用法：煮水，代茶饮，或煎汤熏洗眼部。
宜忌：以野菊花为优。

对证采药

禀赋不足

☑先天近视，肾阴亏虚

滋肾明目汤

当归、川芎、干地黄、熟地黄、芍药各 3 克,桔梗、人参、山栀子、黄连、白芷、蔓荆子、菊花、甘草、灯芯草、细茶各 1.5 克。

用法: 水煎服。

阳气亏虚

☑阳气亏虚
☑近视
☑视物不清

助阳升

炒牡蛎、炒川小椒各 60 克，硫黄 30 克。

用法: 上药研为细末，酒糊为丸，如梧桐子大。每服 6~9 克，食前好酒调服。

内热惊风

☑近视
☑兼有内热
☑或见惊风

五退散

蝉蜕、蛇蜕、蚕蜕、猪蹄蜕、鲮鲤甲、防风、菊花、决明子、石决明、甘草各适量。

用法: 上药等分研为细末，每服 6 克，食后薄荷煎汤调服。

外感风热

☑素有体虚
☑近视
☑外感风热而加重者

明目固本丸

生地黄、熟地黄、天门冬、麦门冬、枸杞子、甘菊花各适量。

用法: 上药研为末，炼蜜为丸，如梧桐子大，每服 30 丸，空腹盐汤调服。

12 鼻出血

每次擤鼻涕都出血，我是不是得了什么大病

　　每当孩子在擤鼻涕的时候都发现出血，那种担忧和恐惧确实让人难以忍受。你可能会开始怀疑孩子是否患上了某种严重的疾病，比如鼻咽癌或者白血病。然而，我想告诉你的是，鼻出血并不一定意味着你得了大病。

🔍自查自测

脉象：□虚弱　　□弱　　□沉细　　□数

舌质：□偏淡　□淡红　▨淡胖　□淡　□红

舌苔：□薄白　□白　□黄

⌂家庭预治

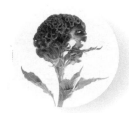

（鸡冠花）

功用：凉血、止血。
用法：煎汤，可与母鸡同炖。
宜忌：性寒微辛，脾胃虚弱者慎用。

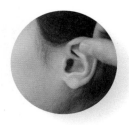

（耳穴贴压）

选神门、内分泌、内鼻、肺、脾、肾、肾上腺、皮质下等穴。王不留行籽贴压，两耳交替，每次取 3~5 穴。

对证采药

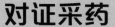

肺气虚寒

☐嗅觉减退，畏风怕冷
☐自汗，气短懒言，语声低怯
☐面色苍白，下鼻甲肿大
☐舌质偏淡或淡红，苔薄白
☐脉虚弱，指纹淡红

温肺止流丹

人参、荆芥、细辛各1.5克，诃子、甘草各3克，桔梗9克。

用法：清水煎，将石首鱼脑骨15克煅末调入服用，一剂即止。

肺脾气虚

☐面色萎黄，食少纳呆
☐消瘦，腹胀，大便溏薄
☐四肢倦怠乏力，鼻黏膜淡红或苍白
☐舌淡胖，苔薄白
☐脉弱，指纹淡

补中益气汤

黄芪10克，甘草9克，人参6克，当归3克，橘皮6克，升麻6克，柴胡6克，白术9克。

用法：水煎服。

肺肾两虚

☐面色白，形寒肢冷
☐腰膝酸软，神疲倦怠
☐小便清长
☐鼻黏膜苍白
☐舌质淡，苔白
☐脉沉细，指纹沉淡

肾气丸

干地黄24克，薯蓣、山茱萸各12克，泽泻、茯苓、牡丹皮各9克，桂枝、附子炮3克。

用法：蜜丸，每6克，日2次，白酒或淡盐汤送下；亦可作汤剂，水煎服。

肺经伏热

☐咳嗽，咽痒咽红，口干烦热
☐鼻衄，鼻黏膜色红
☐伴自汗盗汗，偏食纳少
☐鼻甲肿胀，鼻腔干燥
☐舌质红，苔黄
☐脉数，指纹淡紫

辛夷清肺饮

辛夷6克，百合6克，知母10克，黄芩10克，石膏20克，枇杷叶6克，升麻3克，山栀子10克，麦门冬10克，甘草10克，板蓝根15克，金银花15克，连翘10克。

用法：水两钟，煎八分，食后服。

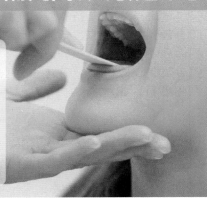

13 扁桃体发炎

扁桃体上的小白点，每隔几周，又长起来了

在我们的日常生活中，扁桃体炎是一种常见的咽喉疾病，尤其是对于那些经常接触外界刺激、免疫力较低的孩子来说，更是屡见不鲜。有些孩子在经历了一段时间的治疗后，会发现扁桃体上的小白点再次出现，这让家长感到十分困惑和担忧。

🔍 自查自测

脉象： □浮数　　□数　　□细数无力

舌质： ■红　□淡红　　　　**舌苔：** □薄白　□黄　□黄厚　□少

🏠 家庭预治

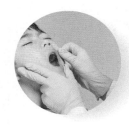

（药物外治）

药物外治乳蛾红肿化脓者，先漱净口腔，用冰硼散或锡类散少许吹在扁桃体上。

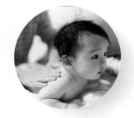

（穴位按摩）

主穴：大杼，风门，百劳，身柱，肝俞。配穴：合谷，曲池，足三里，颊车。每次选2～3穴，中度刺激，每日1次。

对证采药

风热犯咽

☐ 发热，恶风
☐ 咽喉疼痛，吞咽不利
☐ 扁桃体红肿，咽痒不适
☐ 舌质红，苔薄白或黄
☐ 脉浮数，指纹青紫

银翘马勃散

连翘、牛蒡子各 30 克，金银花 15 克，射干 9 克，马勃 6 克。

用法：上杵为散，每服 18 克，鲜苇根汤煎，香气大出，即取服，勿过煮。

肺胃热炽

☐ 壮热不退
☐ 扁桃体色红肿大，溃烂化脓
☐ 咽痛剧烈，吞咽困难
☐ 大便干燥，小便黄少
☐ 舌质红，苔黄厚
☐ 脉数，指纹青紫

牛蒡甘桔汤

牛蒡子、桔梗、陈皮、天花粉、黄连、川芎、赤芍药、甘草、苏木各 3 克。

用法：水煎服。

肺肾阴虚

☐ 扁桃体肿大出脓
☐ 咽干灼热，咽痒微痛，有异物感
☐ 日久不愈，手足心热
☐ 舌红少苔，脉细数，指纹青紫

养阴清肺汤

大生地黄 6 克，麦门冬 4 克，生甘草 2 克，元参 5 克，贝母 3 克，丹皮 3 克，薄荷 2 克，炒白芍 3 克。

用法：水煎服。

肺脾气虚

☐ 扁桃体肥大，面黄少华
☐ 常自汗出，疲乏少力
☐ 食欲缺乏，唇口色淡
☐ 舌质淡红，苔薄白
☐ 脉无力，指纹淡

玉屏风散

防风 15 克，黄芪、白术各 30 克。

用法：散剂，每服 6~9 克；亦可作汤剂，水煎服。

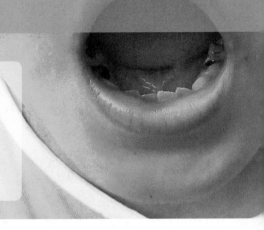

14 龋齿
预防蛀牙从小抓起

　　龋齿，又称为蛀牙，是许多孩子甚至成年人都会面临的问题。然而，预防龋齿的工作并不应该等到问题出现时才开始，而是应该从小抓起。这是因为，儿童时期的牙齿健康对于一个人的整体健康有着深远的影响。

🔍自查自测

脉象： □细弦软　　□微数　　□细弦　　□滑　　□略细

舌质： ■红　　　**舌苔：** □薄黄　□白　□微黄厚

⌂家庭预治

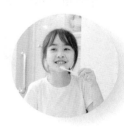

（日常防护）

注意口腔卫生,积极防治龋齿。饮食宜清淡,忌辛辣香燥之品。

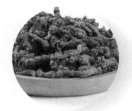

（黄连）

功用: 清热燥湿，泻火解毒。
用法: 外用，敷于患处。
宜忌: 脾胃虚寒者忌用，阴虚津伤者慎用。

对证采药

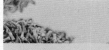

外感风热，胃火炽盛

☑ 舌红苔薄黄，脉细弦软而微数

栀子豉汤合牙痛方

生栀子10克，淡豆豉10克，北柴胡10克，生大黄6克，羌活6克，独活6克，生甘草5克，细辛3克，三白草根30克，杜仲20克，川续断15克，川牛膝15克。

用法：水煎服。

胃中蕴热，挟风上犯

☑ 纳可，大便结，日二解
☑ 舌红苔白，脉细弦微数

疏风泻火通络饮

生大黄10克，黄芩10克，北柴胡10克，羌活10克，细辛3克，桑白皮15克，夏枯草20克，天麻10克丰（另包），钩藤20克，法半夏10克，漂白术15克，陈皮10克，生甘草6克。

用法：水煎服。

肝郁脾虚，痰火扰神

☑ 咽红，蛀牙
☑ 舌红苔微黄厚，脉细弦

小柴胡汤加味

北柴胡6克，黄芩5克，太子参6克，法半夏4克，炙甘草3克，桔梗4克，生麦芽10克，北山楂6克，炒鸡内金6克，生大黄3克，漂白术5克，漂苍术5克，茯苓8克，红枣1枚，生姜1片。

用法：水煎服。

胃中积热，热毒上冲

☑ 舌红尖甚，苔薄白
☑ 脉滑而略细

清胃散加减

升麻10克，黄连6克，当归10克，生地黄20克，赤芍30克，生大黄5克（后下），生甘草10克，紫草15克，仙鹤草15克。

用法：水煎服。

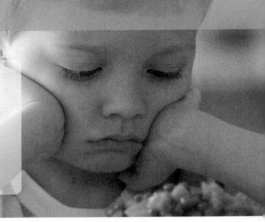

15 积食
消化难？难消化

积食，这是一个孩子在日常生活中经常遇到的问题，那么，积食究竟是什么呢？简单来说，积食就是指食物在胃肠道内滞留时间过长，无法及时消化吸收，导致一系列不适症状的出现。

🔍自查自测

脉象： □细软　　□细　　　　**指纹：** □青紫　　　□紫暗隐伏

舌质： □红　□尖微红甚　　　**舌苔：** □白

🏠家庭预治

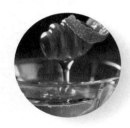

(陈皮蜂蜜水)

材料：陈皮 20 克，蜂蜜适量。
做法：放入陈皮，加水，先用大火烧开，再调小火煮 15 分钟，最后加蜂蜜调味，当茶饮。
本品消食行滞。用于食积腹胀。

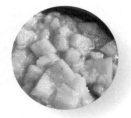

(山药米粥)

材料：山药片 100 克，大米或小黄米 100 克，白糖适量。
做法：将大米淘洗干净与山药片一起碾碎，加水适量，熬成粥即可。
本品健脾助运，消食化积。用于脾虚夹有食积证。

对证采药

脾胃虚寒，运化失司

☑食后脘腹胀闷，喜热饮
☑挑食
☑舌红苔白，脉细软

黄芪建中汤合健脾丸

炙黄芪25克，桂枝6克，白芍10克，炙甘草4克，红枣3枚，生姜3片，白术10克，神曲10克，太子参15克，北山楂15克，生麦芽30克，枳实10克，荷叶10克，鸡内金15克。

用法：水煎服。

脾胃虚弱，食欲缺乏

☑胃脘处有时疼痛
☑颜面萎黄
☑舌红尖微甚苔白，脉细软

黄芪建中汤加味

炙黄芪15克，桂枝5克，白芍10克，炙甘草4克，生姜3片，红枣3枚，谷芽15克，麦芽15克，细辛1克，藿香6克，山药10克，饴糖1匙（兑入），焦山楂10克。

用法：水煎服。

脾胃虚弱，乳哺失当

☑巩膜色蓝，鼻子流涕
☑肛门微红，腹部膨隆胀气
☑指纹青紫，伏于风关

七味白术散加减

党参4克，焦白术4克，茯苓10克，甘草3克，藿香4克，广木香4克，焦山楂6克，炒谷芽10克，炒麦芽10克。

用法：水煎服。

脾胃不和，纳运失常

☑小便尚调
☑舌红苔白，脉细
☑指纹紫暗隐伏

健脾丸加减

太子参12克，白术8克，炙黄芪15克，神曲10克，北山楂10克，生麦芽15克，法半夏8克，枳实8克，荷叶10克，炒鸡内金10克，茯苓10克。

用法：水煎服。

16 黄疸

十宝九个黄,新生儿黄疸,退退退

黄疸,这个在新生儿中极为常见的问题,常常让新手父母们感到担忧和困惑。许多父母会问:"为什么我的宝宝会有黄疸?"今天,就让我们一起来揭开黄疸的神秘面纱,为新手父母们提供一些实用的建议。

🔍自查自测

脉象: □弦数　　□弦滑数　　□涩　　□细弦

舌质: ■红　■紫斑　■紫点　**舌苔:** □黄腻　□黄　□薄白

🏠家庭预治

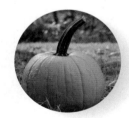

（南瓜）

功用: 润肺益气、化痰、消炎止痛、降低血糖。
用法: 加油脂烹炒。

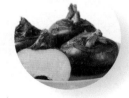

（马蹄）

功用: 清热解毒、凉血生津、利尿通便、化湿祛痰。
用法: 彻底清洗干净后炒食。

对证采药

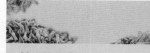

热重于湿

☑身目俱黄，黄色鲜明
☑发热口渴，或见心中懊，
腹部胀闷
☑口干而苦，恶心呕吐
☑小便短少黄赤，大便秘结
☑苔黄腻，脉象弦数

茵陈蒿汤

茵陈 18 克，栀子 12 克，大黄 6 克。

用法：水煎服。

胆腑郁热

☑上腹、右胁胀闷疼痛
☑牵引肩背，身热不退，或
寒热往来
☑口苦咽干，呕吐呃逆
☑尿黄赤，大便秘
☑苔黄舌，脉弦滑数

大柴胡汤

柴胡 24 克，黄芩 9 克，芍药 9 克，半夏 9 克，
枳实 9 克，大黄 6 克，大枣 4 枚，生姜 15 克。

用法：水煎服。

瘀血阻滞

☑黄疸日久
☑肤色暗黄、苍黄，甚则黧黑
☑胁下癥结刺痛、拒按
☑面颈部见有赤丝红纹
☑舌有紫斑或紫点，脉涩

鳖甲煎丸

炙鳖甲 90 克，黄芩、鼠妇、干姜、大黄、桂枝、
石韦、厚朴、紫葳、阿胶各 22.5 克，柴胡、蜣
螂各 45 克，芍药、牡丹皮各 37 克，蜂窠 30 克，
赤硝 90 克，桃仁、瞿麦各 15 克，人参、半夏、
葶苈各 7.5 克。

用法：煎为丸，如梧桐子大。空腹服 7 丸，日三服。

肝脾不调

☑脘腹痞闷，肢倦乏力
☑胁肋隐痛不适，饮食欠香
☑大便不调
☑舌苔薄白，脉来细弦

柴胡疏肝散

陈皮、柴胡各 6 克，川芎、枳壳、芍药各 4.5 克，
甘草炙 1.5 克，香附 4.5 克。

用法：水煎服。

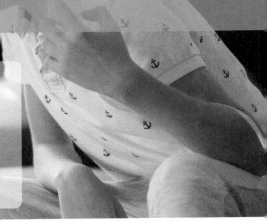

17 咳嗽变异性哮喘
如何与雾化说再见

　　咳嗽变异性哮喘，症状以咳嗽为主，缺乏喘息和呼吸困难等典型哮喘症状，易误诊。随着医疗技术发展，雾化治疗成为常见手段，可快速缓解症状，提高生活质量。但长期依赖非根治之法，那么，该如何摆脱雾化治疗呢？

🔍自查自测

脉象: □略浮数　　□沉　　□重按无力　　□细　　□细弦数

舌质: ▣淡红　▣尖红甚

舌苔: □深黄　□薄　□中间少　□淡黄　□中间稍厚

🏠家庭预治

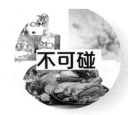

不可碰

【避免诱发因素】

积极治疗和清除感染病灶，避免各种诱发因素，如海鲜发物、冰冷饮料，咸、甜等食物及尘螨、花粉、烟雾、漆味等刺激性气味等。

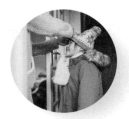

【防寒保暖】

注意气候变化，做好防寒保暖工作，冬季外出防止受寒。尤其气候转变、换季时或流感流行时，要预防外感诱发哮喘。

对证采药

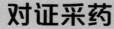

风寒外袭，痰饮内停

麻黄杏仁甘草石膏汤加减

☐ 咽痒欲咳，声重
☐ 咳剧时腹痛，呕恶，痰少
☐ 纳尚可，大便调
☐ 舌红苔深黄，脉略浮而数

炙麻黄4克，光杏仁10克，生石膏40克，生甘草6克，法半夏10克，五味子10克，茯苓15克，生姜3片，细辛3克，当归5克，地龙15克。

用法：水煎服。

外邪内饮，肺失宣降

越婢汤加味

☐ 舌红，苔薄中间少苔
☐ 脉沉，重按无力

生麻黄9克，生姜3片，生石膏25克，生甘草6克，红枣6枚，白术10克，姜半夏9克。

用法：水煎服。

外感风寒，肺失宣肃，化热壅肺

麻杏石甘汤合桑杏汤

☐ 咽红，扁桃体稍肿大
☐ 舌红苔薄而淡黄，脉细

炙麻黄4克，生石膏20克，光杏仁8克，炙甘草6克，桑叶20克，杭白菊8克，北沙参12克，南沙参12克，玄参8克，麦冬8克，当归5克，蝉衣6克，辛夷花12克，蛇床子6克。

用法：水煎服。

外邪袭肺，脾虚痰壅

定喘汤加味

☐ 舌红尖甚苔薄黄
☐ 中根稍厚，脉细弦数

白果10克，炙麻黄5克，炙款冬花15克，桑白皮15克，法半夏15克，炙甘草6克，苏子10克，光杏仁10克，黄芩15克，炒莱菔子10克，南沙参15克，地龙15克，当归10克。

用法：水煎服。

唇炎
嘴角渗出又糜烂

唇炎是常见的口腔疾病，症状包括嘴角渗出、糜烂等，给患者带来极大痛苦，影响日常生活和饮食。中医防治唇炎有方法！

🔍自查自测

脉象： □细　□微弦微数　□微弦而软　□略弦　□滑　□沉细

舌质： □红　■略暗红　■舌中纵裂　■暗红

舌苔： □薄黄　□薄白　□少　□白润

🏠家庭预治

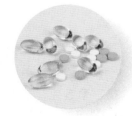

（补充维生素）

功用：补充体内维生素，改善相关症状。
用法：选择综合维生素，依照说明书服用。

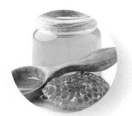

（蜂蜜）

功用：补中，润燥，止痛，解毒；外用生肌敛疮。
用法：兑水冲服，或外用。
宜忌：外用需适量。

对证采药

胃腑积热，郁久化燥

乌梅丸加减

☑ 食欲缺乏，挑食，喜食煎炸食品
☑ 舌红苔薄黄，脉细

乌梅10克，北细辛1.5克，干姜3克，黑附片5克，当归5克，花椒3克，肉桂1.5克，川黄连5克，黄柏5克，太子参10克，生地黄10克，防风5克，百部10克，苦参5克，炒鸡内金10克，川楝子6克。

用法：水煎服。

脾胃积热，食燥化火

清胃散加减

☑ 舌略暗红，苔薄白
☑ 脉细微弦微数

升麻10克，川黄连6克，赤芍15克，当归10克，牡丹皮10克，生地黄25克，黄芩10克，生甘草10克。

用法：水煎服。

脾弱胃热，血虚化燥

玉女煎加味

☑ 舌红苔薄白少苔
☑ 舌中有细纵裂，舌边呈放射状细裂
☑ 脉微弦而软

知母10克，生地黄15克，麦冬10克，生石膏15克，怀牛膝10克，北枸杞10克，白芍10克，山药30克，北沙参15克，玉竹10克，当归10克，升麻10克。

用法：水煎服。

肺胃积热，久郁化燥

一贯煎加味

☑ 二便调
☑ 舌暗红苔白润
☑ 右脉略弦关滑，左沉细

生地黄20克，北沙参15克，麦冬10克，川楝子10克，北枸杞15克，当归6克，百合15克，百部15克，玉竹10克，鱼腥草30克，生甘草6克。

用法：水煎服。

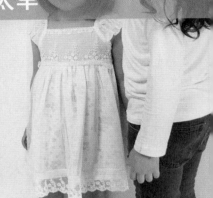

19 性早熟

乳房过早发育，初潮来得太早

自从记事起，我就发现自己与同龄女孩不同，乳房在我身上生长得异常快速，初潮也早早来临，让我感到困扰和孤立。我试图隐藏这个秘密，但随着时间的推移，越来越难以掩饰。我感觉自己像是被生活抛入了一场无法理解的戏剧之中。

🔍 自查自测

脉象： □弦数　　□弦滑数　　□涩　　□细弦

舌质： □红　　**舌苔：** □白　□少　□黄　□黄腻

🏠 家庭预治

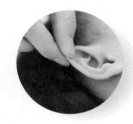

耳穴贴压法

取交感，内分泌，肾，肝，神门，脾。先将耳郭用75%酒精消毒，以探棒找阳性反应点，然后将带有王不留行籽的胶布贴于阳性反应点处，手指按压，使耳郭有发热胀感。每日按压5次，每次5分钟，1周换贴1次，两耳交替。用于阴虚火旺证，肝郁化火证。

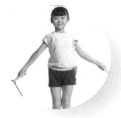

排除干扰，健康生活

预防性早熟，需要避免接触潜在的激素干扰物质，例如塑料制品中的双酚A（BPA）、激素残留较多的食物等。同时，保持健康的生活方式，包括足够的睡眠、适当的运动和避免过度的压力也对于预防性早熟很重要。

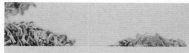

对证采药

肝郁脾虚，肾燥痰结

☑性格暴躁
☑纳可，小便灼热
☑舌红苔白，脉细弦软

四逆散合当归贝母苦参丸

北柴胡5克，白芍7克，枳实5克，生甘草4克，当归5克，浙贝母7克，苦参6克，制香附5克，川芎5克，丝瓜络5克，炒橘核5克，蛇舌草10克。

用法：水煎服。

肝郁气滞，肝肾不足

☑乳房疼痛
☑舌红苔白，脉微弦

柴胡疏肝散加味

北柴胡8克，炒橘核8克，川芎6克，青皮6克，陈皮6克，白芍10克，炒枳壳5克，当归8克，苍术8克，白术8克，制香附6克，丝瓜络10克，橘络5克，生甘草5克，山茱萸8克，炒酸枣仁8克，生姜2片。

用法：水煎服。

阴虚火旺

☑女孩乳房发育，月经提前来潮
☑男孩生殖器增大，遗精
☑伴颧红潮热盗汗
☑头晕，五心烦热
☑舌质红，苔少，脉细数

知柏地黄丸

熟地黄24克，山萸肉、干山药各12克，泽泻、牡丹皮、茯苓各9克，知母、黄柏各6克。

用法：为细末，炼蜜为丸，如梧桐子大，每服6克。

肝郁化火

☑面部痤疮，伴胸闷不舒
☑或乳房胀痛
☑心烦易怒，嗳气叹息
☑舌质红，苔黄或黄腻
☑脉弦数

柴胡疏肝散

当归、芍药、茯苓、白术、柴胡各3克，牡丹皮、山栀、甘草各1.5克。

用法：水煎服。

20 疝气，下体红痒痛

男孩也有烦恼

在成长的过程中，男孩子们同样会面临各种各样的困扰。其中，疝气和下体红痒痛便是较为常见的两个问题。这些问题可能会对他们的身心健康造成一定的影响，因此需要引起足够的关注和重视。

🔍自查自测

脉象： ☐微细　　☐细　　☐沉迟

舌质： ☑红　☐淡　　　**舌苔：** ☐白滑　☐少　☐白

➕家庭预治

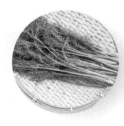

（茴香）

功用：散寒止痛。
用法：煮饭时放入少许调味。
宜忌：阴虚火旺者慎用。

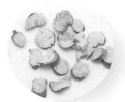

（苦参）

功用：清热燥湿，止痒。
用法：煎汤洗患处。
宜忌：脾胃虚寒及阴虚津伤者慎用，不宜与藜芦同用。

对证采药

肝郁气滞，寒湿瘀结 ☑面色苍白 ☑腹痛下利，呕吐不渴 ☑舌苔白滑，脉微细	**导气汤合四逆散** 川楝子10克，小茴香7克，广木香7克，吴茱萸4克，党参10克，肉桂4克，生姜3片，青皮7克，炒橘核7克，路路通10克，王不留行籽7克，北柴胡8克，白芍10克，枳实7克，生甘草4克，煅龙骨15克，煅牡蛎15克。 用法：水煎服。
肾脏虚冷 ☑头晕目眩，腰酸腿软 ☑自汗盗汗，口燥舌干 ☑舌红少苔，脉细	**三层茴香丸** 舶上茴香15克，盐15克，盐与茴香同炒，沙参、川楝子、木香各30克。 用法：共研为细末，米糊为小丸，如绿豆大，每服6克，空腹温酒或盐汤送服，日服2次。
肝肾不足 ☑睾丸冷痛，或小腹疼痛 ☑疝气痛，畏寒喜暖 ☑舌淡苔白，脉沉迟	**暖肝煎** 当归6~9克，枸杞9克，小茴香6克，肉桂3~6克，乌药6克，沉香3克，茯苓6克。 用法：加水，生姜3~5片，同煎，空腹温服。
营卫气血不足 ☑小腹冷痛，畏寒 ☑面色无华，气短懒言	**黄芪桂枝五物汤** 黄芪9克，芍药9克，桂枝9克，生姜18克，大枣4枚。 用法：水煎服。

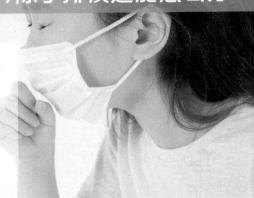

支气管肺炎在儿童时期是常见的疾病,由于其发病急、病情变化快,因此及时地治疗和护理尤为重要。排痰是支气管肺炎治疗中非常关键的一环,通过排痰可以清除呼吸道内的痰液,减轻症状,防止并发症的发生。当然,中医也有一些应对之策。

🔍自查自测

脉象: □浮数　□略滑　□滑　□浮而弦　□重按无力

舌质: ■红　■尖红甚

舌苔: □白　□薄白　□薄　□淡黄　□黄　□少

🏠家庭预治

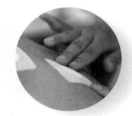

白芥子末(外用)

白芥子末、面粉各 30 克,加水调和,用纱布包后,敷贴背部,每日 1 次,每次约 15 分钟,出现皮肤发红为止,连敷 3 日。

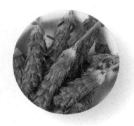

夏枯草

功用:清肝泻火,明目消肿。
用法:水煎服。可酌加蜂蜜。
宜忌:脾胃寒弱者慎用。

对证采药

痰热郁肺，肺气不宣

麻黄杏仁甘草石膏汤加味

☑感冒发热，继而咳嗽
☑咽痒而咳，面红气促
☑微汗，咳吐黄色黏痰
☑舌红苔白，脉浮数

生麻黄5克，杏仁6克，炙甘草5克，生石膏15克，地龙10克，银花10克，连翘6克。

用法：水煎服。

寒邪束肺，痰热内阻

麻黄杏仁甘草石膏汤加减

☑两肺呼吸音粗糙，伴有哮鸣音
☑舌红尖甚，苔薄白
☑脉略滑，指纹紫暗

生麻黄6克，光杏仁6克，炙甘草6克，生石膏20克，茯苓8克，五味子6克，干姜4克，细辛1.5克，桔梗6克，地龙6克，炒枳壳6克。

用法：水煎服。

风热犯肺，痰热互结

小陷胸汤加味

☑胸脘满闷，口苦乏味
☑大便数日未解
☑舌红尖甚，苔薄淡黄，脉滑

川黄连6克，法半夏10克，栝楼仁10克，栝楼皮10克，桑叶15克，杏仁10克，川贝母10克，鱼腥草20克。

用法：水煎服。

痰热郁肺，肺失宣肃

小陷胸汤合三拗汤加减

☑声嘶，鼻塞，咽痒而咳
☑咳吐黄色浓痰，进食时稍食辛辣则咳
☑舌红苔黄，舌中少苔
☑脉浮而弦，重按少力

川黄连10克，法半夏10克，栝楼皮10克，生麻黄3克，光杏仁10克，炙甘草6克，炒枳壳10克，地龙10克，炒麦芽30克，炒谷芽30克。

用法：水煎服。

22 过敏性哮喘

孩子原本好好的，却突然咳到脸红

在某个晴朗的春日，一场突如其来的咳嗽打破孩子平静的生活。咳嗽伴随着他脸颊的泛红，让他的父母倍感焦虑。初时他们以为只是小感冒，但随着时间的推移，这种咳嗽越来越频繁，越来越剧烈，伴随着呼吸困难，让孩子的生活开始受到影响。

🔍自查自测

脉象：□浮紧　　□滑数

舌质：□淡红　■红　　**舌苔：**□白滑　□薄白　□黄

指纹：□红　　□紫　　□浮红　　□沉紫　　□滞

🏠家庭预治

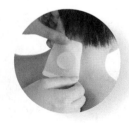

(三伏贴)

功用：祛湿除寒，止咳平喘，增强免疫力。
用法：选购三伏贴，贴于体表固定位置。
宜忌：对相关药物过敏者忌用。

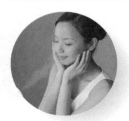

(熏蒸法)

功用：止咳平喘，醒鼻开窍。
用法：醋煮新鲜苍耳子，以水熏蒸颜面部。
宜忌：熏蒸不宜过久，控制在单次五分钟为宜，一日一次。

对证采药

寒性哮喘

☑咳嗽气喘，喉间哮鸣
☑痰稀色白，多泡沫
☑舌质淡红，舌苔白滑或薄白
☑脉浮紧，指纹红

麻黄杏仁甘草石膏汤加味

去节麻黄9克，芍药9克，细辛3克，干姜6克，炙甘草6克，去皮桂枝9克，五味子9克，半夏9克。

用法：水煎服。

热性哮喘

☑咳嗽喘息，声高息涌
☑喉间哮吼痰鸣，痰稠黄难咳
☑口干，咽红尿黄，便秘
☑舌质红，舌苔黄
☑脉滑数，指纹紫

麻黄杏仁甘草石膏汤

去节麻黄9克，杏仁9克，甘草6克，碎石膏18克。

用法：水煎服。

外寒内热

☑喘促气急，咳嗽痰鸣
☑咯痰黏稠色黄，胸闷
☑鼻塞喷嚏，流清涕
☑舌质红，舌苔薄白或黄
☑脉滑数或浮紧，指纹浮红或沉紫

大青龙汤

麻黄12克，桂枝6克，甘草6克，杏仁6克，石膏18克，生姜9克，大枣6克。

用法：水煎服。

气虚痰恋

☑咳喘减而未平，静时不发
☑晨起喷嚏，流涕时作
☑神疲乏力，纳呆便溏
☑舌质红，舌苔薄白或黄
☑脉滑数或浮紧，指纹淡滞

射干麻黄汤

射干9克，麻黄9克，生姜12克，细辛3克，紫菀9克，款冬花9克，大枣3克，半夏9克，五味子9克。

用法：水煎服。

宝宝的肚脐,妈妈的爱

宝宝的肚脐,是爱的传递站。每当母亲为宝宝洗澡时,都会轻轻抚摸宝宝的肚脐,那是母亲对宝宝的呵护和关爱。每当宝宝生病时,母亲也会用温暖的双手轻轻按住宝宝的肚脐,为宝宝祈求健康和平安。

🔍自查自测

指纹: □紫　□淡

舌质: ☑红　☑淡　　　　**舌苔:** □薄黄　□黄腻　□薄

⊞家庭预治

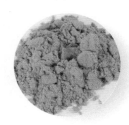

（如意金黄散）

外用适量调敷脐部,每日1~3次,用于脐疮。

（冰硼散）

吹、搽脐部,每日2~3次,用于脐湿、脐疮。

对证采药

脐湿

☑脐带脱落以后，脐部创面渗出脂水
☑浸渍不干或见微红，舌质红，苔薄黄

龙骨散

炒天浆子 31 粒，炙蜈蚣 1 条，去钩蝎尾 3 克，乌蛇肉 3 克，朱砂、脑子、麝香各 0.3 克。

用法：上为细末。食前粥饮调下 6 克。

脐疮

☑脐部红肿热痛，甚则糜烂
☑脓水流溢，恶寒发热
☑啼哭烦躁，唇红舌燥
☑舌质红，苔黄腻，指纹紫

犀角消毒饮

水牛角 2 克，连翘 3 克，鼠粘子 3 克，射干 1.8 克，甘草 1.5 克，防风 1.5 克，忍冬 4.5 克。

用法：水煎服，不拘时候。

脐血

☑脐部有血渗出，经久不止
☑舌红口干，肌肤紫斑
☑精神萎靡，手足欠温
☑舌淡苔薄，指纹淡

归脾汤

白术、茯神、黄芪、龙眼肉、酸枣仁各 18 克，人参、木香各 9 克，甘草 6 克，当归 3 克，远志 3 克。

用法：加生姜、大枣，水煎服。

脐突

☑脐部高凸，虚大光浮
☑压之可缩回，哭时增大变硬
☑心、肺正常

柴胡枳桔汤加减

柴胡 5 克，枳壳 3 克，大白芍 5 克，炙甘草 3 克，陈皮 3 克，半夏 3 克，桔梗 3 克，荔枝核 10 克，黄连 1 克。外用丁字袋压脐，不使啼哭。

用法：水煎服。

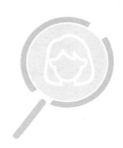

女性常见疾病方药

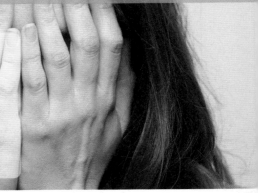

01 闭经

例假总不来怎么办

闭经是许多女性都可能面临的问题，它会让女性感到担忧和不安。当例假总是不按时来，或者干脆不来时，很多女性可能会开始怀疑自己的身体是否出现了问题。但实际上，闭经的原因有很多种，包括生理、心理和环境因素等。

🔍自查自测

脉象：□细弦微数　□细弦关软　□细弦软　□滑　□无力

舌质：□淡红　□齿印　■红　■尖红甚　**舌苔：**□白润　□白

🏠家庭预治

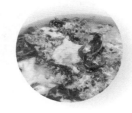

艾叶炖蛋

材料：艾叶 30 克，鸡蛋 2 个，红糖 10 克。

做法：将艾叶洗净，放入锅中，加水 500 毫升，煮沸后捞出艾叶，将鸡蛋煎熟后放入艾叶水中，再煮 5 分钟后加入红糖后服用。

本品温经散寒。用于寒凝血瘀证痛经。

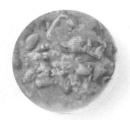

莲藕丝瓜汤

材料：丝瓜 1 根，莲藕 1 节。

做法：将丝瓜，莲藕去皮洗净后切片，锅中放入少许油，将莲藕、丝瓜放入锅中炒拌，加入适量清水及少许盐调味，待水沸腾后关火，即可食用。

对证采药

肝郁脾虚，营卫不和，冲任失调

桂枝汤合逍遥散加减

☐ 时有胁痛，饮食减少
☐ 舌淡红苔白润，舌边有齿印，脉细弦微数

桂枝 6 克，白芍 15 克，炙甘草 6 克，生姜 3 片，红枣 6 枚，北柴胡 15 克，当归身 15 克，茯苓 15 克，薄荷 10 克，炒白术 10 克，川芎 10 克，北山楂 15 克，炒枳壳 10 克，益母草 15 克。

用法：水煎服。

肝郁脾虚，冲任失调

四逆散合建中汤加减

☐ 头偶晕，纳少味
☐ 喜食冰棒冷饮
☐ 舌红苔白，脉细弦关软

北柴胡 15 克，白芍 15 克，炒枳壳 10 克，炙甘草 6 克，桂枝 10 克，生姜 3 片，大红枣 8 枚，淮小麦 30 克，当归 10 克，川芎 10 克，制香附 10 克，苍术 10 克，神曲 20 克，茜草 15 克，海螵蛸 20 克，饴糖 2 匙（烊服）。

用法：水煎服。

肝郁脾虚，精血不足，冲任失调

四逆散合加减

☐ 烦躁易怒，食少纳呆
☐ 面色无华，月经久不至
☐ 舌红尖微甚，苔白
☐ 脉细弦软而微数

醋柴胡 15 克，赤芍 15 克，酒白芍 15 克，炒枳壳 10 克，炙甘草 6 克，茜草 30 克，海螵蛸 15 克，阿胶 5 克（烊服），当归 15 克，白术 10 克，茯苓 15 克，薄荷 10 克，制香附 10 克。

用法：水煎服。

脾胃虚弱，气血失和，瘀血闭阻

八珍汤加味

☐ 饮食减少，难以消化
☐ 舌红苔白，脉滑而无力

全当归 10 克，川芎 10 克，白芍 10 克，熟地黄 12 克，党参 15 克，白术 15 克，茯苓 10 克，炙甘草 6 克，凌霄花 10 克，牡丹皮 10 克，地榆 15 克，北山楂 30 克，益母草 15 克。

用法：水煎服。

02 经量过多

做女人真难,血量少了不行,多了也不行

血量少了不行，多了也不行，这确实反映了月经期间的复杂性和微妙性。在月经期间，女性需要保持适度的血流量，既要保证身体的正常排毒和更新，又要避免过度失血导致的贫血和其他健康问题。

🔍自查自测

脉象： □细　□寸浮　□微弦　□细数　□重按无力　□细弱

舌质： ■红　■尖红甚　□淡　　**舌苔：** □薄　□淡黄

🏠家庭预治

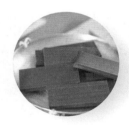

（阿胶）

功用：补血，止血，滋阴润燥。
用法：煎服，3~9克，烊化兑服。
宜忌：本品性质黏腻，有碍消化，故脾胃虚弱者慎用。

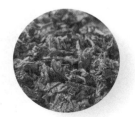

（艾叶）

功用：温经止血，散寒止痛，调经。
宜忌：灸治或熏洗用。

对证采药

冲任虚损，虚火上扰

- ☑ 头晕乏力，下肢萎软
- ☑ 心烦，口苦，眼睛昏蒙
- ☑ 嗜睡，健忘
- ☑ 舌红尖甚，苔薄淡黄，脉细寸浮

芎归胶艾汤加味

阿胶 10 克，艾叶 5 克，当归 12 克，川芎 10 克，赤芍 12 克，白芍 12 克，生地黄 15 克，生甘草 10 克，椿根皮 15 克，苎麻根 15 克，地骨皮 10 克，黄柏 10 克，北柴胡 10 克。

用法：水煎服。

肝郁脾虚，冲任失调

- ☑ 腰酸痛，纳尚可
- ☑ 大便 1~2 天一次
- ☑ 舌红苔淡黄，脉细而微弦

丹栀逍遥散加减

牡丹皮 10 克，焦栀子 10 克，北柴胡 15 克，白芍 15 克，苍术 10 克，白术 10 克，茯神 15 克，茯苓 15 克，当归 15 克，薄荷 10 克，炙甘草 10 克，生姜 3 片，地骨皮 15 克，芡实 30 克，山药 30 克，黄柏 10 克，太子参 30 克，陈皮 10 克，桑寄生 30 克。

用法：水煎服。

阴虚内热，冲任受扰

- ☑ 纳香，眠可，二便调
- ☑ 舌红苔淡黄
- ☑ 脉细数，左微弦，重按无力

清经散加味

赤芍、地骨皮、赤茯苓、青蒿草、生地黄、黄柏、牡丹皮、炒白及、槐花、炒地榆各 9 克，阿胶 3 克（烊服）。

用法：水煎服。

气血亏虚，冲任失调

- ☑ 妇女崩漏，月经超前
- ☑ 量多、色淡，或淋漓不止
- ☑ 舌淡，脉细弱

归脾汤加味

党参 20 克，白术 10 克，炙黄芪 30 克，炙远志 10 克，广木香 10 克，炒酸枣仁 10 克，当归身 10 克，炙甘草 6 克，茯神 12 克，红枣 5 枚，生姜 3 片，椿根皮 15 克，赤芍 15 克，黄柏 10 克，芡实 30 克，山药 30 克，女贞子 15 克，旱莲草 15 克，阿胶珠 10 克（打粉冲服）。

用法：水煎服。

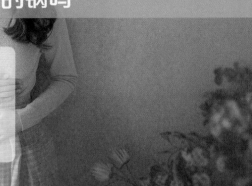

03 痛经

"姨妈痛"真的是宫寒的锅吗

痛经，这是许多女性都会遇到的问题，而"宫寒"这一概念在中医理论中常常被提及作为痛经的原因之一。然而，痛经是否真的是由宫寒引起的呢？

🔍自查自测

脉象： □细　　□寸浮　　□微弦　　□细数　　□重按无力　　□细弱

舌质： □红　　□齿印　　　　**舌苔：** □淡　　□黄润　　□淡黄

🏠家庭预治

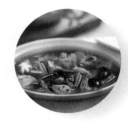

（黄芪党参龙凤汤）

原料：黄芪、党参、陈皮、红枣、枸杞、黄豆、牛膝、小香菇各 10 克，鳝鱼肉 100 克，土鸡肉 100 克，水 800～1000 毫升。

做法：各种食材先用清水泡发，鸡块焯水备用。锅中注水烧开，放入食材，大火烧开转小火煮 100 分钟即可。

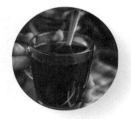

（桑葚红花汤）

材料：桑葚 25 克，红花 5 克，鸡血藤 20 克，黄酒适量。

做法：将鸡血藤和红花加入 2 碗水煎取汁液，待到锅中只剩 1 碗水时，弃去药渣，留取汁液备用。桑葚清洗干净后，放入锅中，加入适量的水开始煮，煮至桑葚熟烂时，倒入药汁和黄酒，搅拌一下，再煮上 5 分钟，即可出锅。每日早、晚温热服用。红花具有活血化瘀，调经养血的功效。

对证采药

水亏火旺，气血瘀滞

☐舌红苔淡黄
☐脉细数，左微弦，重按无力

清经散加味

青蒿 10 克，生地黄 15 克，赤芍 15 克，白芍 15 克，黄柏 10 克，地骨皮 15 克，牡丹皮 10 克，茯苓 12 克，山药 30 克，菝葜 50 克，猫爪草 15 克，浙贝母 20 克，当归 10 克，益母草 30 克，台乌药 12 克，小茴香 10 克，青皮 10 克，川芎 10 克，阿胶 10 克（烊服），生甘草 6 克。

用法：水煎服。

寒凝气滞，月经失调

☐月经始黑后红，量少
☐纳香，眠可
☐大便不规律、干结
☐舌红苔淡黄润，脉略滑

加味乌沉汤化裁

台乌药 10 克，制香附 10 克，醋延胡索 10 克，炙甘草 5 克，广木香 6 克，砂仁 5 克，北山楂 10 克，川芎 6 克，生姜 3 片。

用法：水煎服。

气滞血瘀，肝郁脾虚

☐腹痛难受，面色萎黄
☐纳，眠尚可，二便调
☐舌红苔白，舌边有齿印
☐脉细弦无力

柴胡疏肝散加味

醋柴胡 15 克，赤芍 15 克，白术 10 克，制香附 10 克，川芎 10 克，青皮 10 克，陈皮 10 克，当归 15 克，茯苓 15 克，薄荷 10 克，生姜 3 片，大云 10 克，郁金 15 克。

用法：水煎服。

肾经虚寒，冲任失调

☐舌红苔微黄
☐脉细而微弦少力

温经汤合加味乌沉汤

当归尾 15 克，白芍 15 克，川芎 10 克，吴茱萸 5 克，桂枝 10 克，麦冬 15 克，牡丹皮 15 克，党参 15 克，法半夏 15 克，炮姜 5 克，泽兰 15 克，刘寄奴 15 克，醋延胡 15 克，制香附 10 克，台乌药 12 克，广木香 10 克，砂仁 5 克，炙甘草 6 克。

用法：水煎服。

04 妊娠失眠

真不是矫情，也没人告诉我孕期会失眠啊

妊娠失眠，这是一个许多准妈妈们都可能面临的问题，却常常被外界误解为"矫情"或是过度反应。我们需要强调的是：孕期失眠并不是一种矫情的表现，而是一种需要被理解和关注的问题。

🔍 自查自测

脉象： ☐沉细　　☐滑数　　☐细软　　☐微数

舌质： ■红　☐偏红　■尖微红甚　　**舌苔：** ☐薄白　☐黄腻　☐微黄

🏠 家庭预治

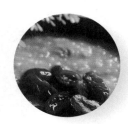

（酸枣仁）

功用：养心补肝，宁心安神，敛汗，生津。
用法：煎服，10～15克。

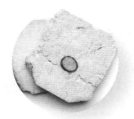

（茯神）

功用：宁心安神。
用法：煎服，10～15克。

对证采药

心脾两虚，阴火内扰

- ☑心烦不安，不易入睡
- ☑同时头眩乏力，自汗
- ☑背脊酸痛，纳呆食少
- ☑舌红苔薄白，脉沉细

归脾汤加味

炙黄芪 30 克，党参 15 克，白术 10 克，茯神 15 克，当归 15 克，炙远志 10 克，炒酸枣仁 12 克，广木香 10 克，龙眼肉 10 克，炙甘草 5 克，红枣 4 枚，生姜 3 片，煅龙骨 30 克，煅牡蛎 30 克。

用法：水煎服。

痰热扰心

- ☑心烦不寐，胸闷脘痞
- ☑泛恶嗳气，伴头重，目眩
- ☑舌偏红，苔黄腻，脉滑数

黄连温胆汤

黄芩 4 克，茯苓 10 克，白术 4 克，胡黄连 4 克，薏米 10 克，法半夏 4 克，枳实 4 克，陈皮 4 克，升麻 4 克，大青叶 6 克，生甘草 4 克。

用法：水煎服。

阴阳两虚，虚火上扰

- ☑口鼻干燥，纳尚可，二便尚调
- ☑舌红尖边微甚、舌苔微黄
- ☑脉细软而微数

桂枝加龙骨牡蛎汤合甘麦大枣汤

桂枝 6 克，白芍 30 克，炙甘草 6 克，红枣 5 枚，生姜 3 片，煅龙骨 30 克，煅牡蛎 30 克，淮小麦 30 克，生栀子 10 克，淡豆豉 10 克，生地黄 15 克，丹皮 10 克，当归 10 克，田七粉 3 克（冲服）。

用法：水煎服。

脾虚血弱，虚火扰神

- ☑头晕，太阳穴处闷痛
- ☑头痛时恶心不适
- ☑眼眶黧黑，食欲缺乏

栀子豉汤合归脾汤

生栀子 10 克，淡豆豉 10 克，党参 12 克，白术 10 克，炙黄芪 30 克，生远志 10 克，当归 10 克，茯神 15 克，炙甘草 6 克，炒酸枣仁 10 克，生酸枣仁 10 克，广木香 10 克，龙眼肉 10 克，煅龙骨 30 克，煅牡蛎 30 克，合欢花 10 克，川芎 10 克，红枣 5 枚，生姜 3 片。

用法：水煎服。

05 经期头痛

一来"姨妈"，就像有人在我脑子里拧毛巾

> 每月经期那几天，不仅仅是身体的不适，更是一种精神的折磨。头痛，就像有人在你的脑子里拧毛巾，让你无法集中注意力，无法正常工作，甚至无法好好休息。

自查自测

脉象： □细涩　□弦涩　□细　□细弦软　□微数　□细弦缓　□重按少

舌质： ■紫暗　■瘀点　■红　□齿印

舌苔： □薄白　□滑　□稍腻　□白

家庭预治

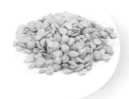

（桃仁）

功用：活血祛瘀，润肠通便，止咳平喘。
用法：煎服，6~9克。
宜忌：孕妇及便溏者慎用。

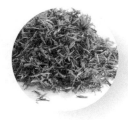

（红花）

功用：活血通经，散瘀止痛。
用法：煎服，3~10克。
宜忌：孕妇慎用，有出血倾向者不宜多用。

对证采药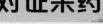

血瘀证

☐ 经前或经期头痛剧烈，痛如锥刺
☐ 经色紫暗有块，小腹疼痛拒按
☐ 胸闷不舒，舌紫暗，边尖有瘀点，脉细涩或弦涩

通窍活血汤

赤芍、川芎各 3 克，桃仁、红花各 9 克，老葱 6 克，鲜姜 9 克，红枣 5 克，麝香 0.15 克，黄酒 250 克。

用法：前七味煎一盅，去滓，将麝香入酒内，再煎二沸，临卧服。

湿热郁遏，冲任蕴热，清阳不升

☐ 头时时掣痛，喜按太阳穴
☐ 纳呆，带黄而腥臭
☐ 舌红苔薄白
☐ 舌边有齿印，脉细

清经散加味

生地黄 15 克，赤芍 30 克，牡丹皮 12 克，地骨皮 12 克，青蒿 10 克，黄柏 10 克，茯苓 12 克，芡实 15 克，当归 6 克，川芎 10 克，白芷 10 克，桑寄生 15 克，北沙参 15 克。

用法：水煎服。

肝旺脾虚，痰湿上扰

☐ 纳尚可
☐ 冬季则便秘，失眠
☐ 舌红苔滑而稍腻
☐ 脉细弦软而微数

天麻钩藤饮合半夏天麻汤

天麻 12 克，双钩 15 克，全蝎 6 克，白术 10 克，法半夏 15 克，陈皮 12 克，炙甘草 6 克，茯苓 15 克，茯神 15 克，夏枯草 30 克，大蜈蚣 1 条，刺蒺藜 30 克，红枣 5 枚，生姜 3 片，生麦芽 30 克，葛根 30 克。

用法：水煎服。

寒阻清阳

☐ 经期眉心处向左右扩展胀痛
☐ 纳可，眠好
☐ 小便调，大便时结
☐ 月经紊乱
☐ 舌红苔白，脉细弦缓、重按少力

川芎调茶散加味

川芎 15 克，白芷 10 克，羌活 10 克，细辛 3 克，荆芥 10 克，防风 15 克，漂白术 30 克，苍术 10 克，炙甘草 6 克，绿茶 5 克，薄荷 30 克。

用法：水煎服。

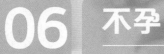

06 不孕

为迎接新生命做准备

随着社会的进步和医学的发展，不孕问题越来越受到人们的关注。对于许多渴望成为父母的夫妻来说，不孕无疑是一个沉重的打击。然而，面对这个问题，我们不应该气馁，而是应该积极寻找解决之道，为迎接新生命做好准备。

🔍自查自测

脉象： □细弦　□寸弱　□尺弦　□细弦软　□弦软数

舌质： ■红　■暗红　　　　**舌苔：** □薄白　□白　□淡黄厚

🏠家庭预治

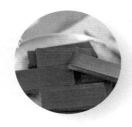

（阿胶）

功用：滋阴润燥，补血。
用法：烊化兑服。
宜忌：肝火旺盛者忌用。

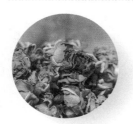

（玫瑰花）

功用：行气解郁，和血，止血。
用法：泡水，代茶饮。
宜忌：过敏者不可用。

对证采药

脾肾虚损，胞脉失养

- ☑面色白
- ☑舌红苔白
- ☑脉细弦，寸弱，尺弦

肾气丸合四物汤加减

熟地黄15克，山茱萸10克，山药15克，茯苓15克，泽泻10克，牡丹皮10克，黑附片6克，正肉桂3克，当归10克，白芍10克，川芎10克，枸杞15克，淫羊藿15克，鹿角霜10克。

用法: 水煎服。

肾经虚寒，冲任失调

- ☑纳香，眠好
- ☑舌红苔白，脉细弦软

温经汤加减

吴茱萸3克，肉桂5克，当归身15克，白芍15克，川芎10克，牡丹皮10克，阿胶10克（烊化），麦冬15克，法半夏15克，炮姜3克，党参15克，炙甘草5克，泽兰15克，北山楂15克，山萸肉10克。

用法: 水煎服。

气虚血瘀，冲任失调

- ☑子宫壁增厚
- ☑舌暗红苔薄白
- ☑脉细弦软

桂枝加龙骨牡蛎汤合甘麦大枣汤

当归尾15克，川芎15克，赤芍30克，白芍10克，生地黄15克，生黄芪30克，茜草15克，山萸15克，枸杞15克，川红花10克，桃仁泥10克，益母草15克，玫瑰花10克，淫羊藿15克，肉苁蓉15克，党参15克，白术10克。

用法: 水煎服。

肝肾不足，冲任失调

- ☑形寒肢冷，腰膝酸软
- ☑舌红苔淡黄厚
- ☑脉弦软数

归芍地黄汤加味

当归10克，白芍15克，生地黄15克，山茱萸肉10克，山药30克，牡丹皮15克，茯苓10克，泽泻10克，枸杞15克，淫羊藿15克，胡芦巴10克，川芎10克，北山楂15克，泽兰10克。

用法: 水煎服。

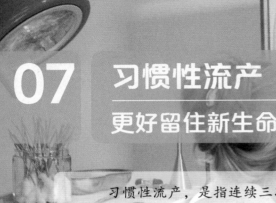

07 习惯性流产

更好留住新生命

习惯性流产，是指连续三次或以上的自然流产，对许多渴望成为父母的夫妇来说，这无疑是一次又一次的心碎。然而，随着医学的进步和人们对生育问题的深入研究，我们有了更多的方法来应对这一问题，以更好地留住新生命。

🔍自查自测

脉象：☐滑　☐少力　☐滑数　☐细软　☐细弦右弱

舌质：☑红　**舌苔：**☐淡黄　☐舌中微厚　☐白　☐薄黄　☐舌根厚

🏠家庭预治

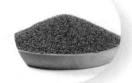

（菟丝子）

功用：补益肝肾，安胎。
用法：煎服，6~12克。
宜忌：阴虚火旺者不宜服用。

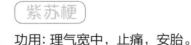

（紫苏梗）

功用：理气宽中，止痛，安胎。
用法：煎服。
宜忌：不宜久煎。

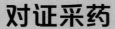

对证采药

脾肾虚损，胞脉失养

☑面色少华
☑舌红苔淡黄，舌中微厚
☑脉滑少力

芎归胶艾汤合八珍汤

阿胶 10 克（烊服），艾叶炭 10 克，当归 10 克，川芎 6 克，白芍 10 克，熟地黄 15 克，炙甘草 5 克，党参 15 克，炒白术 10 克，茯苓 10 克，砂仁 10 克，杜仲 20 克，川续断 10 克，黄芩 10 克，菟丝子 15 克。

用法：水煎服。

冲任虚损，胎元不固

☑腰酸痛
☑舌红苔白，脉滑而数

芎归胶艾汤加味

阿胶 10 克（烊服），艾叶炭 10 克，生地黄 15 克，当归身 10 克，川芎 6 克，白芍 15 克，炙甘草 5 克，桑寄生 30 克，川续断 10 克，菟丝子 15 克。

用法：水煎服。

气血不足，胎元不固

☑胎动不安，或屡有堕胎宿疾
☑面色萎白，倦怠乏力
☑不思饮食
☑舌红苔白，脉细软

泰山磐石散加减

黄芪 15 克，党参 15 克，白术 10 克，砂仁 6 克，黄芩 12 克，桑寄生 15 克，杜仲 15 克，茯苓 15 克，炙甘草 6 克，当归 10 克，白芍 10 克，熟地黄 15 克，川芎 10 克，苎麻根 15 克，艾叶炭 10 克。

用法：水煎服。

肾阳不足，任督亏虚

☑纳少，腹胀，二便尚调
☑舌红苔薄黄，根稍厚
☑脉细弦右弱

温肾通络饮加味

黑附片 6 克，肉桂 6 克，胡芦巴 10 克，巴戟天 10 克，肉苁蓉 10 克，川续断 15 克，炒杜仲 15 克，怀牛膝 15 克，熟地黄 15 克，淫羊藿 15 克，鹿角片 10 克，枸杞 15 克，菟丝子 15 克，覆盆子 10 克，五味子 10 克，韭菜子 10 克。

用法：水煎服。

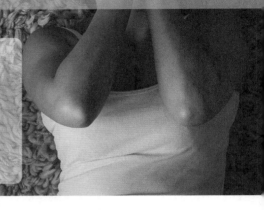

08 产后焦虑

生完孩子,情绪就像过山车

产后焦虑——生完孩子,情绪就像过山车,忽高忽低,难以捉摸。新妈妈们常常陷入一种复杂的情感漩涡中,既有喜悦和兴奋,也有担忧和不安。孩子的到来,虽然带来了无尽的快乐,但同时也带来了一系列新的挑战和责任。

🔍自查自测

脉象: □细弦软　□细微弦　□细弦　□细弦软数

舌质: □淡红　■红　**舌苔:** □白　□略淡黄　□薄　□淡黄　□黄

🏠家庭预治

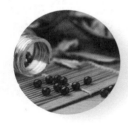

〔加味逍遥丸〕

功用: 疏肝解郁,养血健脾。
用法: 按说明书使用。

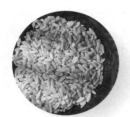

〔浮小麦〕

功用: 固表止汗,益气,除热。
用法: 煎服,6～12克。
宜忌: 表邪汗出者忌用。

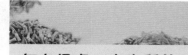

对证采药

气血俱虚，心失所养

☑ 产后焦虑，心烦失眠
☑ 焦虑烦躁，闷闷不乐
☑ 头胀不适，自汗盗汗
☑ 舌淡红苔白、根微厚略淡黄
☑ 脉细弦软

桂枝汤合黄连阿胶汤加减

桂枝 10 克，白芍 15 克，煅龙骨 30 克，煅牡蛎 30 克，炙甘草 10 克，川黄连 3 克，阿胶 5 克（烊后兑服），黄芪 15 克，当归 10 克，炮干姜 3 克，红枣 5 枚，鲜鸡蛋黄 1 枚（捣碎，药汁冲服）。

用法：水煎服。

肝郁脾虚，气机郁结

☑ 阵发性烦热或夜间醒后烦热
☑ 纳食可
☑ 舌红苔薄而淡黄，脉细微弦

甘麦大枣汤合逍遥散

炙甘草 6 克，淮小麦 30 克，大红枣 3 枚，北柴胡 10 克，当归 10 克，白芍 12 克，茯苓 10 克，白术 10 克，薄荷 10 克，生姜 3 片，法半夏 10 克，党参 12 克，黄芩 10 克，炒枳壳 10 克，百合 15 克。

用法：水煎服。

忧思劳倦，心脾失养

☑ 胎动不安，或屡有堕胎宿疾
☑ 面色萎白，倦怠乏力
☑ 不思饮食
☑ 舌红苔白，脉细软

甘麦大枣汤加味

淮小麦 50 克，生甘草 15 克，红枣 6 枚，北柴胡 10 克，川芎 10 克，片姜黄 12 克，高良姜 10 克，制香附 10 克，生姜 3 片，青皮 10 克。

用法：水煎服。

气滞失运，阴虚脏躁

☑ 心烦易躁，失眠少寐
☑ 阵发性烦热并出汗
☑ 纳尚香，大便秘结
☑ 咽红，略呈暗红色
☑ 舌红苔黄，脉细弦软数

逍遥散合甘麦大枣汤加减

北柴胡 6 克，白芍 15 克，薄荷 10 克，当归 10 克，茯苓 10 克，漂白术 30 克，生甘草 6 克，生姜 3 片，炒枳壳 10 克，绿萼梅 10 克，赤芍 15 克，火麻仁 15 克，炒莱菔子 15 克，栝楼仁 10 克，桃仁泥 10 克，淮小麦 30 克，红枣 5 枚，生地黄 15 克，海螵蛸 25 克，法半夏 10 克。

用法：水煎服。

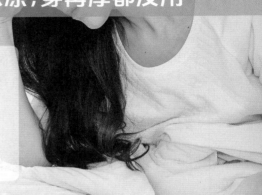

09 气血不足
冬天的我总是手脚冰凉，穿再厚都没用

　　气血不足是许多女性都会遇到的问题，尤其是在寒冷的冬季，很多女性会感到手脚冰凉，即使穿上厚厚的衣服也难以缓解。气血不足的原因有很多，其中最常见的是饮食不规律、缺乏运动、长期熬夜等不良生活习惯。

🔍自查自测

脉象： □细弦软　　　□脉细　　　□细弦虚软

舌质： ▣红　　□舌中纵裂　　▣边暗红　　□淡红　　**舌苔：** □白　　□淡黄

🏠家庭预治

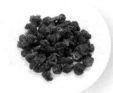

（龙眼肉）

功用：补益心脾，养血安神。
用法：当零食吃。
宜忌：湿盛中满及有停饮，痰，火者忌服。

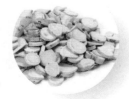

（白芍）

功用：养血调经。
用法：煎服，6~15克。
宜忌：不宜与藜芦同用，阳衰虚寒之证不宜使用。

对证采药

禀赋不足，脾胃虚寒

☐ 喜温喜按，形体羸瘦
☐ 面色无华，心悸气短
☐ 自汗盗汗
☐ 舌红苔白
☐ 舌中有一纵裂，脉细弦软

黄芪建中汤合理中汤

炙黄芪 35 克，桂枝 10 克，红枣 5 枚，炒白芍 15 克，炙甘草 6 克，炒白术 10 克，生姜 3 片，防风 15 克，陈皮 10 克，黑附片 10 克，熟地黄 12 克，麦冬 10 克，砂仁 6 克，肉桂末 2 克，分 2 次冲服。

用法：水煎服。

脾阳不振，营血亏虚

☐ 怕冷肢凉
☐ 记忆减退，反应迟缓
☐ 舌红苔白，脉细弦软

黄芪桂枝五物汤合四君子汤

炙黄芪 50 克，桂枝 10 克，白芍 20 克，红枣 5 枚，生姜 3 片，当归 10 克，西洋参 10 克，白术 15 克，茯苓 15 克，炙甘草 10 克，山药 50 克，炒麦芽 30 克，炒谷芽 30 克，枸杞子 15 克。

用法：水煎服。

气血不足，中阳不振

☐ 口唇暗淡，面部少华
☐ 舌红苔白，舌边略呈暗红，脉细

黄芪桂枝五物汤加味

炙黄芪 30 克，桂枝 10 克，白芍 15 克，大红枣 5 枚，生姜 3 片，谷芽 30 克，麦芽 30 克，川红花 10 克，桃仁泥 10 克，龙眼肉 10 克，白果 10 克，枸杞 20 克，当归 15 克，川芎 15 克，北山楂 30 克，田七粉 3 克（研末冲服），炙甘草 6 克，益智仁 10 克。

用法：水煎服。

脾胃虚弱，化源不足

☐ 肢凉，颜面淡黄无华
☐ 眼结膜苍白
☐ 舌淡红苔淡黄，脉细弦虚软

黄土汤加减

赤石脂 30 克，炙甘草 6 克，生地黄 12 克，炒白术 10 克，黑附片 10 克，炒黄芩 10 克，阿胶 4.5 克（烊服），鲜生姜 3 片，党参 15 克，煅蛤壳 30 克，生麦芽 30 克，生黄芪 25 克。

用法：水煎服。

10 产后缺乳

都说母乳喂养更好，但是无奈乳汁不通啊

对于许多新妈妈来说，产后缺乳确实是一个令人头疼的问题。尽管我们都知道母乳喂养对于宝宝的健康成长有着无可替代的优势，但面对乳汁不通的困境，许多新妈妈会感到无助和焦虑。

🔍自查自测

脉象：□细弱　□弦　□弦数　　　**产后乳量：**□多　□少

舌质：□淡　　**舌苔：**□薄白　□薄黄

🏠家庭预治

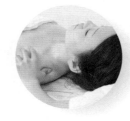

【陈皮】

局部熏洗，用陈皮煎水外敷乳房，或用热水、葱汤熏洗乳房，以宣通气血。

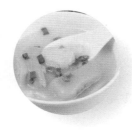

【通草猪蹄汤】

猪蹄2只，通草24克，同炖，去通草，食猪蹄饮汤。

对证采药

气血虚弱证

- ☑ 产后乳少，甚或全无，乳汁清稀，乳房柔软，无胀感
- ☑ 面色少华，倦怠乏力，神疲食少
- ☑ 舌质淡，苔薄白，脉细弱

通乳丹

人参30克，生黄芪30克，当归60克，酒洗麦冬15克，木通0.9克，桔梗0.9克，七孔猪蹄2个。

用法：水煎服。

肝郁气滞证

- ☑ 产后乳少，甚或全无
- ☑ 乳汁浓稠，乳房胀硬，疼痛
- ☑ 胸胁胀满，情志抑郁
- ☑ 食欲缺乏
- ☑ 舌质正常，苔薄黄
- ☑ 脉弦或弦数

下乳涌泉散

当归、川芎、天花粉、白芍药、生地黄、柴胡各30克，青皮、漏芦、桔梗、木通、白芷、通草各15克，王不留行90克，甘草7.5克。

用法：上药研为细末。每服6~9克，临卧时用黄酒调下。

气虚失摄证

- ☑ 产后乳汁自出，量少，质清稀
- ☑ 乳房柔软无胀感
- ☑ 面色少华，神疲乏力
- ☑ 舌质淡，苔薄白，脉细弱

补中益气汤

黄芪10克，甘草9克，人参6克，当归3克，橘皮6克，升麻6克，柴胡6克，白术9克。

用法：水煎服。

肝经郁热证

- ☑ 产后乳汁自出，量多，质稠
- ☑ 乳房胀痛，胸胁胀满
- ☑ 情志抑郁或烦躁易怒
- ☑ 口苦咽干，便秘尿黄
- ☑ 舌质红，苔薄黄，脉弦数

丹栀逍遥散

牡丹皮10克，焦栀子10克，北柴胡15克，白芍15克，苍术10克，白术10克，茯神15克，茯苓15克，当归15克，薄荷10克，炙甘草10克，生姜3片，地骨皮15克，芡实30克，山药30克，黄柏10克，太子参30克，陈皮10克，桑寄生30克。

用法：水煎服。

11 乳腺增生

感觉乳房有硬块

别慌，乳腺增生可能只是"虚惊一场"。当你第一次感觉乳房有硬块时，可能会感到惊慌失措。但是，请先冷静下来，因为这种情况并不一定意味着你患有严重的疾病。乳腺增生，也称为乳腺良性增生，是许多女性都可能经历的一种常见情况。

🔍 自查自测

脉象: □细数　□微弦　□细弦小数　□细　□左关弦　□少力　□数

舌质: ■红　■尖红甚　　**舌苔:** □薄白　□薄黄

🏠 家庭预治

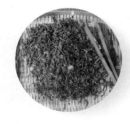

蒲公英

功用: 清热解毒，消肿散结。
用法: 外用鲜品适量，捣敷，或煎汤熏洗患处。
宜忌: 用量过大可致缓泻。

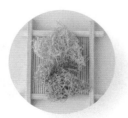

丝瓜络

功用: 祛风，通络，活血，下乳。
用法: 外用，捣敷患处。

对证采药

阴虚血燥，痰热互结

三物黄芩汤合化坚二陈丸

☑ 心烦少寐，纳可，二便调
☑ 舌红苔白，脉细数，微弦

黄芩10克，苦参10克，生地黄15克，法半夏15克，浙贝母15克，竹茹20克，炒枳壳10克，川黄连6克，茯神30克，青皮10克，陈皮10克，炒僵蚕10克，延胡索10克，麦冬10克，炙甘草6克，磁石30克，红枣5枚，生姜3片。

用法：水煎服。

肝气郁结，结而成核

柴胡疏肝散加减

☑ 舌红苔薄黄，脉细弦小数

北柴胡10克，陈皮10克，赤芍30克，炒枳壳10克，制香附10克，川芎6克，生大黄4克，当归6克，蒲公英30克，天葵子10克，浙贝母15克，红藤20克，生甘草10克。

用法：水煎服。

肝郁气滞，痰瘀交结

二陈汤合橘皮竹茹汤

☑ 眼红目赤，烦躁易怒
☑ 舌红苔白，脉细左关弦，均少力

法半夏10克，茯苓10克，竹茹15克，生甘草5克，醋柴胡10克，青皮10克，陈皮10克，三棱6克，莪术6克，浙贝母20克，丝瓜络15克，炒橘核10克，延胡索15克，皂角刺15克，内红消30克，赤芍15克，白芍15克。

用法：水煎服。

风热外袭，湿毒蕴结

赤芍地榆甘草汤加味

☑ 外感风热，内有痰湿
☑ 面红头痛，肢体困重
☑ 舌红尖甚苔黄，脉数

生地黄榆30克，赤芍30克，生甘草15克，炒橘核10克，皂角刺15克，浙贝母20克，败酱草30克。

用法：水煎服。

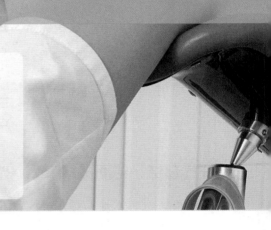

12 白带异常

白带量太多,何解

白带量太多,这是为什么?这是许多女性常常面临的问题。白带是女性生殖系统的分泌物,正常情况下,它会保持一定的量和质地,起到润滑和保护阴道的作用。然而,当白带的量过多时,可能会给女性带来不适和困扰。

🔍自查自测

脉象: □细缓　□沉迟　□滑数

舌质: □胖　□淡　□红　□边有齿痕　**舌苔:** □薄白　□白腻　□黄腻

⊕家庭预治

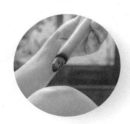

艾灸治疗

主穴选阴陵泉,丰隆,带脉等。湿热下注证加行间、丘墟、肾阳虚证加肾俞、关元、命门、太溪、脾虚证加脾俞、足三里、隐白、太白。

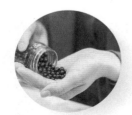

中成药治疗

定坤丹:每次3.5~7克,每日2次,口服。适用于气血两虚证。

对证采药

肝郁脾虚，湿浊下注

完带汤加味

☑ 带下量多，色白质稀
☑ 面色萎黄，神疲乏力
☑ 少气懒言，纳少便溏
☑ 舌体胖质淡，边有齿痕
☑ 苔薄白或白腻，脉细缓

北柴胡 15 克，苍术 10 克，白术 10 克，党参 15 克，炙甘草 6 克，茯苓 30 克，芡实 30 克，生黄芪 30 克，当归 10 克，陈皮 12 克，山药 30 克，荆芥 3 克，炒酸枣仁 10 克，北山楂 30 克，小茴香 10 克，白芍 10 克。

用法：水煎服。

肾阳虚证

内补丸

☑ 带下量多、色淡、质稀
☑ 畏寒肢冷，腰背冷痛
☑ 小腹冷感，夜尿频
☑ 小便清长，大便溏薄
☑ 舌质淡，苔白润，脉沉迟

黄连 30 克，当归 22.5 克，干姜 15 克，锉阿胶 22.5 克。

用法：上药捣罗为末，炼蜜和捣百余杵，丸如梧桐子大。每服 30 丸，以粥饮送下，不计时候。

脾胃虚弱，湿热下注

易黄汤加味

☑ 带下量多，色黄或呈脓性，气味臭秽
☑ 小便黄少，大便黏滞难解
☑ 舌质红，舌苔黄腻，脉滑数

白果 12 克，车前子 15 克，山药 30 克，黄柏 15 克，芡实 30 克，败酱草 30 克，牡丹皮 15 克，薏苡仁 30 克，炒苍术 10 克，苦参 15 克，川牛膝 15 克，红景天 15 克。

用法：水煎服。

脾虚失运，湿热下注

易黄汤合蒲公英汤

☑ 带下量多，色黄绿如脓
☑ 或五色杂下，质黏稠，臭秽难闻
☑ 伴小腹或腰骶胀痛
☑ 舌质红，苔黄腻，脉滑数

黄柏 15 克，山药 30 克，车前仁 15 克，白果仁 15 克，芡实 30 克，牡丹皮 10 克，苦参 12 克，生地黄 15 克，赤芍 15 克，蒲公英 30 克。

用法：水煎服。

13 产后小便不利

小腹胀痛！憋死了

对于众多新手妈妈而言，产后小便不畅或许是一个颇感困扰的问题。小腹部位出现胀痛感，仿佛有尿意却难以排出，有时这种感觉甚至令人难以忍受。然而，需要指出的是，此类情形并非个例，许多新妈妈在产后都会面临类似的困扰。

🔍 自查自测

脉象： ☐缓弱　☐沉细无力　☐弦　☐沉涩

舌质： ☐淡　☐淡红暗　　**舌苔：** ☐薄白　☐白

🏠 家庭预治

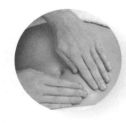

（推拿疗法）

掌揉小腹或推拿关元穴。

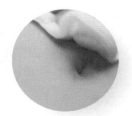

（敷贴法）

以盐炒热敷于下腹部或神阙穴。

对证采药

气虚证

☑产后小便不通，小便胀急疼痛
☑精神萎靡，气短懒言
☑倦怠乏力，面色少华
☑舌淡，苔薄白，脉缓弱

补气通脬饮

黄芪、麦冬、通草各等分。

用法：水煎服。

肾虚证

☑产后小便不通，小便胀急疼痛
☑坐卧不宁，腰膝酸软
☑面色晦暗
☑舌淡、苔白
☑脉沉细无力，尺脉弱

肾气丸

干地黄24克，薯蓣、山茱萸各12克，泽泻、茯苓、牡丹皮各9克，桂枝、附子各3克。

用法：蜜丸，每服6克，每日2次，白酒或淡盐汤送下，亦可作汤剂，水煎服。

气滞证

☑产后小便不通，小腹胀痛
☑情志抑郁，烦闷不安
☑或胸胁，乳房胀痛
☑舌淡红，苔薄白，脉弦

木通散

木通、川楝子各30克，巴豆15克炒黄，去巴豆不用，萝卜子、舶上茴香各30克，莪术、木香、滑石各15克。

用法：上为细末，煎葱白，酒调下9克。

血瘀证

☑小便不通或点滴而下
☑尿色略混浊带血丝
☑小腹胀满刺痛，乍寒乍热
☑舌暗，苔薄白，脉沉涩

四物汤

白芍药9克，川当归9克，熟地黄12克，川芎6克。

用法：水煎服。

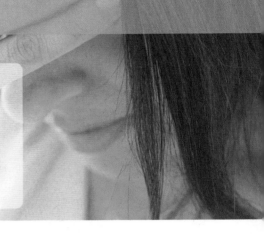

14 绝经

勇敢面对人生挑战

绝经，对于许多女性来说，是一个既神秘又充满未知的阶段。这一阶段，女性可能会经历一系列的不适感，如潮热、情绪波动、失眠等。令女性感到困惑、焦虑甚至沮丧。只要积极面对，采取正确的措施，就能够缓解这些症状，让身体逐渐适应新的状态。

🔍自查自测

脉象： □细数　　□沉细而迟　　□沉弱

舌质： ☑红　　☑淡　　　　**舌苔：** □少　　□白滑　　□薄

🏠家庭预治

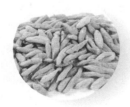

（麦冬）

功用：养阴除烦。
用法：连心用，煎服，6~10克。
宜忌：脾胃虚寒、食少便溏以及外感风寒、痰湿咳嗽者忌服。

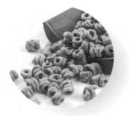

（石斛）

功用：滋阴清热。
用法：干品，煮水，代茶饮。
宜忌：湿温热，尚未化燥伤津者忌服。

对证采药

肾阴虚证	六味地黄丸
☑头晕耳鸣，腰酸腿软 ☑烘热汗出，五心烦热 ☑失眠多梦，口燥咽干 ☑舌红，苔少，脉细数	熟地黄（炒）24 克，山萸肉、干山药各 12 克，泽泻、牡丹皮、茯苓各 9 克。 用法: 蜜丸，每服 9 克，每日 2~3 次; 亦可作汤剂，水煎服。
肾阳虚证	**右归丸**
☑头晕耳鸣，腰痛如折 ☑腹冷阴坠，形寒肢冷 ☑小便频数或失禁 ☑月经不调，色淡质稀 ☑舌淡，苔白滑 ☑脉沉细而迟	熟地黄 24 克，山药 12 克，山茱萸 9 克，枸杞子 12 克，菟丝子 12 克，鹿角胶 12 克，杜仲 12 克，肉桂 6 克，当归 9 克，制附子 6 克。 用法: 蜜丸，每服 9 克; 亦可作汤剂，水煎服。
肾阴阳俱虚证	**二仙汤**
☑乍寒乍热，烘热汗出 ☑月经紊乱，量少或多 ☑头晕耳鸣，健忘，腰背冷痛 ☑舌淡，苔薄脉沉弱	仙茅、淫羊藿、当归、巴戟天各 9 克，黄柏、知母各 4.5 克。 用法: 水煎服。
心肾不交证	**天补心丹**
☑心烦失眠，心悸易惊 ☑月经周期紊乱，量少或多，经色鲜红 ☑头晕健忘，腰酸乏力 ☑舌红，苔少脉细数	去芦人参、茯苓、玄参、丹参、桔梗、远志各 5 克，当归、麦门冬、天门冬、柏子仁、酸枣仁 9 克，生地黄 12 克。 用法: 上药共为细末，炼蜜为小丸，用朱砂水飞 9~15 克为衣，每服 6~9 克，温开水送下，或竹叶煎汤送服; 亦可作汤剂，水煎服。

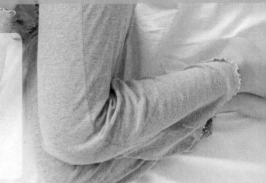

15 子宫内膜异位症与子宫腺肌病

姨妈痛了整个经期，就别再忍了

子宫内膜异位症与子宫腺肌病是两种常见的妇科疾病，它们都会引起女性经期的疼痛和不适。很多女性因为对这两种疾病缺乏了解，常常忍受着痛苦而不去寻求治疗。然而，长期忍受不仅会影响女性的生活质量，还可能导致更严重的健康问题。

🔍 自查自测

脉象： □弦涩　□沉迟而涩滑数　□沉涩

舌质： ■紫暗　■瘀斑瘀点　■淡胖　□紫红

舌苔： □薄白　□白　□黄腻

🏠 家庭预治

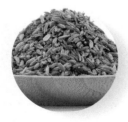

小茴香

功用：散寒止痛。
用法：煎服，或与粗盐同炒热敷腹部。
宜忌：阴虚火旺者慎用。

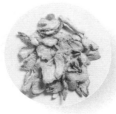

干姜

功用：温中散寒，回阳通脉。
用法：煎服，或与粗盐同炒热敷腹部。
宜忌：本品辛热燥烈，阴虚内热、血热妄行者忌用。

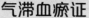

对证采药

气滞血瘀证	膈下逐瘀汤
☑ 经前或经期小腹胀痛或刺痛 ☑ 拒按，甚或前后阴坠胀欲便 ☑ 经行量或多或少 ☑ 舌紫暗或有瘀斑、瘀点 ☑ 苔薄白，脉弦涩	五灵脂（炒）6克，当归9克，川芎6克，桃仁9克，丹皮、赤芍、乌药各6克，元胡3克，甘草9克，香附4.5克，红花9克，枳壳4.5克。 用法：水煎服。
寒凝血瘀证	**少腹逐瘀汤**
☑ 经前或经期小腹冷痛或绞痛 ☑ 拒按，得热痛减 ☑ 经行量少，色紫暗有块 ☑ 舌淡胖而紫暗，有瘀斑、瘀点 ☑ 苔白，脉沉迟而涩	小茴香1.5克，干姜3克，元胡3克，没药6克，当归9克，川芎6克，官桂3克，赤芍6克，蒲黄9克，灵脂6克。 用法：水煎服。
湿热瘀阻证	**清热调血汤**
☑ 经前或经期小腹灼热疼痛 ☑ 盆腔有包块或结节 ☑ 带下量多，色黄质黏，味臭气 ☑ 舌质紫红，苔黄而腻，脉滑数或涩	当归，川芎，白芍药，生地黄，黄连，香附，桃仁，红花，延胡索，牡丹皮，蓬莪术。 用法：水煎服。
气虚血瘀证	**血府逐瘀汤**
☑ 经期腹痛，肛门坠胀不适 ☑ 经量或多或少，或经期延长 ☑ 色暗淡，质稀或夹血块 ☑ 舌淡胖，边尖有瘀斑 ☑ 苔薄白，脉沉涩	桃仁12克，红花9克，当归9克，生地黄9克，川芎4.5克，赤芍6克，牛膝9克，桔梗4.5克，柴胡3克，枳壳6克，甘草6克。 用法：水煎服。

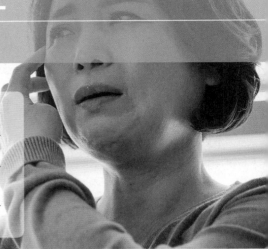

16 围绝经期综合征
内分泌惹的祸

围绝经期综合征，这一许多中年女性都会经历的健康挑战，常常伴随着一系列身体和情绪上的变化。这些变化背后的罪魁祸首，往往是内分泌系统的波动。在这一特殊的生理阶段，女性的卵巢功能逐渐减退，雌激素水平下降，导致了一系列的症状出现。

🔍 自查自测

脉象： □沉细　□细弱　□沉迟　□弦　□弦数

舌质： □淡　□淡红　■红　　　**舌苔：** □薄白　□白　□微黄

🏠 家庭预治

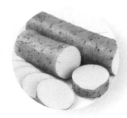

 山药

功用：益气养阴，补脾肺肾，涩精止带。
用法：炒食。
宜忌：湿盛中满或有积滞者不宜使用。

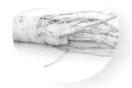 人参

功用：大补元气，复脉固脱，补脾益肺，生津养血，安神益智。
用法：取 2~5 片，泡水服用，或含服。
宜忌：不宜与藜芦、五灵脂同用。

对证采药

肾虚证

- ☐ 周期延后，量少，色暗淡质清稀
- ☐ 腰膝酸软，头晕耳鸣
- ☐ 面色晦暗，或面部暗斑
- ☐ 舌淡，苔薄白，脉沉细

当归地黄饮

当归3~9克，熟地黄9~15克，山药6克，杜仲6克，牛膝4.5克，山茱萸3克，炙甘草2.4克。

用法：水二钟，煎八分，空腹服。

血虚证

- ☐ 周期延长，量少，色淡红清稀
- ☐ 或小腹绵绵作痛，或头晕眼花
- ☐ 心悸少寐，面色苍白或萎黄
- ☐ 舌质淡红，苔薄，脉细弱

大补元煎

人参10克，炒山药6克，熟地黄用6~9克，杜仲6克，当归6~9克，山茱萸3克，枸杞6~9克，炙甘草3~6克。

用法：将水400毫升煎至280毫升，空腹时温服。

虚寒证

- ☐ 月经延后，量少色淡质稀
- ☐ 小腹隐痛，喜暖喜按
- ☐ 腰酸无力
- ☐ 小便清长，大便稀溏
- ☐ 舌淡，苔白脉沉迟或细弱

温经汤

吴茱萸9克，当归6克，芍药6克，芎䓖6克，人参6克，桂枝6克，阿胶6克，牡丹皮6克，生姜6克，甘草6克，半夏6克，麦冬9克。

用法：水煎服，阿胶烊冲。

气滞证

- ☐ 周期延后，量少、色暗红或有血块
- ☐ 小腹胀痛，精神抑郁
- ☐ 经前胸胁，乳房胀痛
- ☐ 舌质正常或红
- ☐ 苔薄白或微黄，脉弦或弦数

乌药汤

当归、甘草、木香1.5克，乌药3克，香附子6克。

用法：每服五钱，水二大盏，去滓，温服，食前。

17 肾虚

烦躁，健忘，可能和肾有关

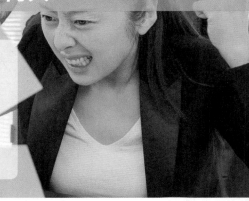

在我们的日常生活中，很多人可能都经历过烦躁和健忘的情况。有时候，我们可能只是简单地认为这是压力太大或者疲劳过度的表现，然而，在中医的理论中，这些症状可能与我们的肾脏健康有着密切的关系。

🔍自查自测

脉象：□细数　□沉弱　□沉细涩

舌质：■红　■淡　■暗淡　　　　**舌苔：**□少　□无　□白

🏠家庭预治

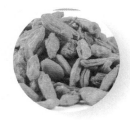

【枸杞子】

功用：滋补肝肾，益精明目。
用法：煎服，6~12克。

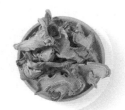

【狗脊】

功用：祛风湿，补肝肾，强腰膝。
用法：煎服，6~12克。
宜忌：肾虚有热，小便不利或短涩黄赤者慎服。

对证采药

肾阴虚

左归丸去川牛膝

☑ 形体瘦小，面额痤疮
☑ 头晕耳鸣，腰膝酸软
☑ 手足心热，便秘溲黄
☑ 舌质红，少苔或无苔，脉
　细数

大怀熟地黄 24 克，山药炒 12 克，枸杞 12 克，山茱萸肉 12 克，菟丝子 12 克，鹿胶 2 克，龟胶切碎 12 克。

用法：蜜丸，每服 9 克，每日 2～3 次；亦可作汤剂，水煎服。

肾阳虚

右归丸

☑ 月经周期紊乱，淋漓不尽
☑ 头晕耳鸣，面额痤疮
☐ 小便清长，大便时溏
☐ 舌淡，苔白，脉沉弱

熟地黄 24 克，炒山药 12 克，山茱萸 9 克，枸杞子 12 克，菟丝子 12 克，鹿角胶 12 克，杜仲 12 克，肉桂 6 克，当归 9 克，制附子 6 克。

用法：蜜丸，每服 9 克；亦可作汤剂，水煎服。

肾虚血瘀证

归肾丸

☑ 经期腹痛，月经先后无定期
☑ 腰膝酸软，腰脊刺痛
☑ 神疲肢倦，头晕耳鸣
☑ 面色晦暗，夜尿频
☑ 舌质暗淡，苔白，脉沉细涩

熟地黄 240 克，山药 120 克，山茱萸肉 120 克，茯苓 120 克，当归 90 克，枸杞 120 克，杜仲炒 120 克，菟丝子制 120 克。

用法：炼蜜同熟地黄膏为丸，如梧桐子大。每服百余丸，饥时或滚水，或淡盐汤送下。

肾虚证

补肾固冲丸

☑ 精神萎靡，头晕耳鸣
☑ 腰酸膝软，小便频数
☐ 目眶暗黑，或面色晦暗
☑ 质淡，苔白，脉沉弱

菟丝子 250 克，川续断 90 克，白术 90 克，鹿角霜 90 克，巴戟天 90 克，枸杞子 90 克，熟地黄 150 克，砂仁 150 克，党参 120 克，阿胶 120 克，杜仲 120 克，当归头 60 克，大枣 50 枚。

用法：每服 6~9 克，日 3 次，连服 3 个月为 1 个疗程。

18 妇科炎症

论细菌对女性的伤害有多深

当谈到妇科炎症时，我们不得不提及细菌对女性的伤害。妇科炎症是女性常见的健康问题之一，而细菌感染往往是其背后的罪魁祸首。细菌无处不在，它们可以通过各种途径侵入女性的生殖系统，引发各种炎症。

🔍自查自测

脉象: ☐细数　☐沉弱　☐沉细涩

舌质: ☑红　　　**舌苔:** ☐薄白　☐边稍腻　☑少　☐黄　☐白

🏠家庭预治

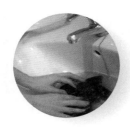

注意私处清洁

没有特殊情况的话，只需要用清水清洗外阴即可，不需要用洗剂，更不需要灌洗。

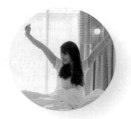

作息规律

保持规律作息，尽量早睡早起。

对证采药

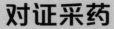

心脾积热，化燥生风

- ☑阴道口及外阴瘙痒，无分泌物
- ☑伴口腔溃疡
- ☑纳香，便调
- ☑舌红苔薄白，舌边稍腻
- ☑脉细弦微数

导赤散加减

生地黄 12 克，木通 10 克，竹叶 10 克，车前子 10 克，生栀子 10 克，川黄连 6 克，黄柏 10 克，蒲公英 15 克，防风 10 克，生甘草 10 克。

用法：水煎服。

肝经郁热，湿热下注

- ☑阴痒加剧，伴白带多而腥臭
- ☑腰腹部酸胀痛
- ☑食欲、睡眠尚好，二便调
- ☑舌质红少苔，脉数

龙胆泻肝汤合萆薢分清饮

龙胆草 9 克，百部 12 克，北柴胡 9 克，木通 6 克，生地黄 15 克，黄芩 9 克，川萆薢 15 克，炒栀子 9 克，地肤子 9 克，石菖蒲 9 克，桑寄生 9 克，泽泻 9 克，车前子 9 克，台乌药 9 克，生甘草 6 克。

用法：水煎服。

肝郁脾虚，血虚化燥

- ☑阴道分泌量少，宫颈单纯性糜烂
- ☑平素心烦易怒，小便黄短
- ☑纳食少味
- ☑舌红苔黄，脉细弦数

四逆散合当归芍药散

北柴胡 10 克，当归 15 克，赤芍 30 克，茯苓 10 克，白术 15 克，生甘草 10 克，川芎 10 克，牡丹皮 10 克，薄荷 10 克，黄柏 10 克，地骨皮 10 克，炒枳实 10 克。

用法：水煎服。

湿热蕴结，注于下焦

- ☑阴痒及尿频，时时即欲解
- ☑影响睡眠
- ☑白昼则眼睛沉重，疲劳
- ☑舌红苔白，脉细弦少力

五苓散合交泰丸

肉桂 5 克，漂白术 30 克，猪苓 15 克，川黄连 10 克，泽泻 15 克，茯苓 15 克，麦冬 10 克，玄参 10 克，枳壳 10 克，桔梗 6 克。

用法：水煎服。

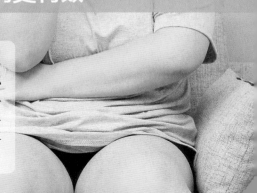

19 多囊卵巢

失调,多毛,肥胖。慢调更有效

在治疗多囊卵巢综合征时,许多患者会发现治疗效果并不理想,甚至出现反复发作的情况。造成多囊卵巢综合征治疗效果不佳的原因有很多,其中最主要的原因是患者往往只关注症状的缓解,而忽略了身体的整体调理。

🔍自查自测

脉象: □沉滑 □沉弦涩 □沉弦 □弦数 □沉弱

舌质: ■胖大 ■淡 ■暗红 ■瘀斑瘀点 □红

舌苔: □厚腻 □黄厚 □白

🏠家庭预治

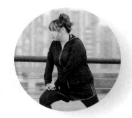

〔生活习惯调整〕

加强锻炼,控制体重。体重下降10千克可减少胰岛素水平40%,减少睾酮水平3.5%,并有可能恢复排卵。调整饮食,避免服用高雄激素制剂或食品,饮食清淡,戒除烟酒,起居有节,调畅情志。

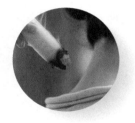

〔灸法〕

艾灸取关元、子宫、三阴交、足三里、脾俞、丰隆等穴。

对证采药

脾虚痰湿证

☑月经后期，量少色淡
☑形体肥胖，多毛
☑头晕胸闷，喉间多痰
☑肢倦神疲，脘腹胀闷
☑舌体胖大，色淡，苔厚腻，脉沉滑

导痰汤

半夏 12 克，天南星 3 克，枳实 3 克，橘红 3 克，赤茯苓 3 克。

用法：上为粗末。每服 9 克，水二盏，生姜 10 片，煎至一盏，去滓，食后温服。

气滞血瘀证

☑月经数月不行，经行有块
☑精神抑郁，烦躁易怒
☑胸胁胀满，乳房胀痛
☑舌质暗红或有瘀点、瘀斑
☑脉沉弦涩

膈下逐瘀汤

五灵脂 6 克，当归 9 克，川芎 6 克，桃仁 9 克，丹皮、赤芍、乌药各 6 克，元胡 3 克，甘草 9 克，香附 4.5 克，红花 9 克，枳壳 4.5 克。

用法：水煎服。

肝郁化火证

☑月经稀发，量少，甚则经闭不行
☑毛发浓密，面部痤疮
☑经前胸胁，乳房胀痛
☑舌红，苔黄厚
☑脉沉弦或弦数

丹栀逍遥散

牡丹皮 10 克，焦栀子 10 克，北柴胡 15 克，白芍 15 克，苍术 10 克，白术 10 克，茯神 15 克，茯苓 15 克，当归 15 克，薄荷 10 克，炙甘草 10 克，生姜 3 片，地骨皮 15 克，芡实 30 克，山药 30 克，黄柏 10 克，太子参 30 克，陈皮 10 克，桑寄生 30 克。

用法：水煎服。

肾阳虚

☑婚久不孕，形体较胖
☑腰痛时作，头晕耳鸣
☑面额痤疮
☑小便清长，大便时溏
☑舌淡，苔白脉沉弱

右归丸

熟地黄 24 克，山药（炒）12 克，山茱萸（微炒）9 克，枸杞子 12 克，菟丝子 12 克，鹿角胶 12 克，杜仲 12 克，肉桂 6 克，当归 9 克，制附子 6 克。

用法：蜜丸，每服 9 克；亦可作汤剂，水煎服。

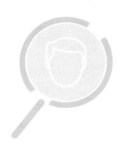

男性常见疾病方药

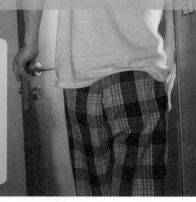

01 起夜频繁

这觉没法儿睡了！一晚上起夜五六次

　　每次醒来，都像是从深度梦境中被人粗暴地扯出，眼前的黑暗和寂静，都提醒着我此刻正身处何方。我试图调整自己的心态，告诉自己这只是一种暂时的困扰，一切都会过去的。但是，每次被尿意唤醒的那一刻，我所有的耐心和决心都会被击得粉碎。

🔍 自查自测

脉象: □细　□弦软　□细弦软　□寸浮

舌质: □红　■尖红甚　■舌中梯形裂　　**舌苔:** □白　□淡黄微黄

🏠 家庭预治

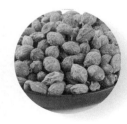

益智仁

功用: 暖肾固精缩尿。
用法: 煎服。
宜忌: 服用时忌饮茶。

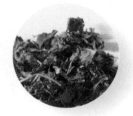

苏叶

功用: 解表散寒，行气和胃。
用法: 烫服，或生用。
宜忌: 不宜久煎。

对证采药

肝郁脾虚，气机郁滞，肾气不固

☑头痛如裂，四肢麻木欠温
☑下肢乏力，浮肿
☑心烦多疑
☑舌红苔白脉细

四逆散合五苓散加味

北柴胡6克，白芍15克，枳实10克，炙甘草5克，猪苓15克，白术10克，茯苓15克，泽泻25克，桂枝5克，法半夏15克，竹茹10克，红枣5枚，生姜3片，黄连6克，炒厚朴10克，苏叶6克，生黄芪30克。

用法：水煎服。

阴虚脏躁，心神不宁

☑舌红尖甚
☑苔淡黄、略粗糙少津
☑脉弦软，左细弦软

甘麦大枣汤合栀子豉汤

炙甘草6克，淮小麦50克，大红枣5枚，生栀子12克，淡豆豉10克，生黄芪25克，牡丹皮15克，赤芍30克，川红花10克。

用法：水煎服。

肾阳亏虚，气化失权

☑饮食尚可，大便调
☑精神疲惫，面色憔悴
☑舌红苔白，舌中呈梯形裂，脉细弦软

五苓散合固真丹

猪苓15克，白术10克，泽泻10克，茯苓15克，肉桂3克，益智仁10克，台乌药15克，食盐0.5克，生甘草5克。

用法：水煎服。

阳气亏虚

☑白天胸闷，纳尚可
☑舌红苔微黄，脉弦软寸浮

柴胡枳桔汤加减

肉桂5克，川黄连10克，猪苓15克，白术10克，泽泻25克，茯苓15克，益智仁10克，台乌药15克，生甘草6克，食盐1克，桑螵蛸10克。

用法：水煎服。

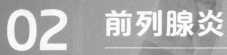

02 前列腺炎

男科广告中的台词我全中

前列腺炎，这个在男科广告中频繁出现的词汇，仿佛成为现代男性健康的隐形杀手。当广告中的台词开始——点亮，我们不禁要问，这些症状，我全中了吗？

🔍自查自测

脉象: ☐细弦数　☐细弦软　☐细软　☐细弦无力　☐细微弦

舌质: ☐红　☐边甚　☐尖红甚　☐舌中纵裂

舌苔: ☐薄黄　☐淡黄　☐薄白润

🏠家庭预治

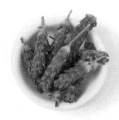

（夏枯草）

功用: 清肝泻火。
用法: 煎服，9~15克。
宜忌: 脾胃虚弱者慎用。

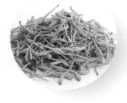

（金银花）

功用: 清热解毒。
用法: 煎服，6~15克。
宜忌: 脾胃虚寒及气虚疮疡脓清者忌用。

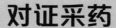

对证采药

下焦湿热，枢机不利	小柴胡汤合六一散
☑恶寒发热 ☑尿灼尿痛伴腰痛 ☑舌红边甚，苔薄黄，脉细弦数	北柴胡10克，党参15克，黄芩10克，法半夏10克，炙甘草6克，滑石粉（包煎）35克，萹蓄20克，瞿麦20克，木贼草20克，蒲公英20克，车前子（包煎）15克，红枣5枚，生姜3片。 用法：水煎服。
肾虚郁热，痰瘀互结，水泉失固	五苓散加味
☑少腹胀坠，尿频尿急 ☑头晕乏力，形体消瘦 ☑纳食一般，大便尚调 ☑舌红苔淡黄，脉细弦软	泽泻10克，白术10克，猪苓10克，茯苓15克，嫩桂枝5克，蒲公英30克，浙贝母20克，土茯苓15克，木通10克，车前子15克，萹蓄30克，生甘草5克，黄柏10克。 用法：水煎服。
阴虚火旺，热灼精窍	滋肾通关丸加味
☑少寐，不易入睡 ☑视力减退，视物模糊 ☑纳尚香，大便结 ☑舌红苔淡黄，脉细软，左细弦无力	黄柏15克，知母15克，肉桂3克，生地黄15克，怀牛膝30克，升麻30克，葛根30克，大蜈蚣3条，土茯苓30克，赤芍30克，牡丹皮15克，山茱萸15克，鹿胶10克（烊服）。 用法：水煎服。
肾虚寒凝，肝郁气滞	导气汤合芍药甘草汤
☑舌红尖微甚，苔薄白润 ☑舌中有一粗纵裂纹，脉细微弦	吴茱萸5克，小茴香10克，广木香10克，川楝子10克，赤芍15克，生甘草6克，台乌药15克，生地黄15克，熟地黄15克，山茱萸肉10克，女贞子15克，旱莲草15克，益母草30克，土茯苓15克，蒲公英15克。 用法：水煎服。

03 肾虚

生育机能下降,年纪轻轻就脱发、牙松、面发黑

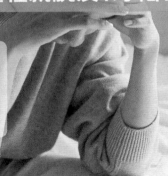

你是否曾经遇到过这样的问题:年纪轻轻就开始脱发、牙齿松动、面色发黑,甚至生育机能下降。这些问题可能都是肾虚的表现。

🔍自查自测

脉象: □沉细 □细数 □沉弱 □细无力

舌质: ■淡胖 ■红 ■淡 □少津 □淡红

舌苔: □白 □少 □黑润

🏠家庭预治

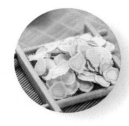

〔西洋参〕

功用:补气养阴,清热生津。
用法:煎服,3~6克。
宜忌:胃有寒湿者不宜服用,不宜与藜芦同用。

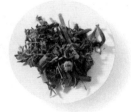

〔墨旱莲〕

功用:滋补肝肾。
用法:煎服,6~12克。
宜忌:外用适量。

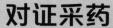

对证采药

肾虚腰痛

☑畏寒肢冷，面色苍白
☑舌淡苔白质胖，或舌红少苔
☑脉沉细或细数

补肾强腰方

金狗脊12克，川续断9克，桑寄生15克，杜仲9克，牛膝9克，木瓜9克，薏苡仁30克，鲜猪腰子1个（切开去肾盂白色部分，洗净先煎，取汤煎药）。

用法：水煎服。

肾虚滑精

☑形寒肢冷，腰膝酸软
☑时有滑精
☑舌淡苔白或黑润
☑舌红少津
☑脉沉弱或细数

五子固精丸

熟地黄、黄芪、山萸肉、煅龙骨、莲须、韭子、益智仁、覆盆子、金樱子、五味子、黄柏炭各60克，五倍子250克，白茯苓120克，山药120克，砂仁30克。

用法：共炒研成末，炼蜜为丸，如梧桐子大，每次50丸，每日3次，空腹开水送下。

肾虚精脱

☑头痛且空，眩晕耳鸣
☑腰膝酸软，神疲乏力
☑少寐健忘，遗精带下
☑舌红少苔，脉细无力

金锁固精丸

炒沙苑蒺藜、蒸芡实、莲须各60克，龙骨、牡蛎粉各30克。

用法：研为细末，莲肉煮粉糊丸，每服9克，空腹时淡盐汤调服。

肾阳虚亏

☑面色白，形寒肢冷
☑舌质淡红，脉沉细

肾虚腰痛方

丹皮6克，草薢、白术各9克。

用法：上药为散，以酒服6~9克；也可佐汤服之。

04 阳痿
夫妻生活的和谐需兼顾生理和心理因素

　　阳痿，即勃起功能障碍，是夫妻生活中的一个敏感问题。对于这个问题，我们不能仅仅将其归结为生理或心理因素，而是需要综合考虑两者的影响。

🔍自查自测

脉象: □细数　□弦微数　□尺弱　□细弦软数　□细弦无力

舌质: □红　■尖红甚　■舌中梯状裂　□边有齿痕　□胖　■龟纹

舌苔: □薄白　□白

🏠家庭预治

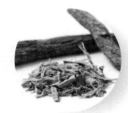

（甘草梢）

功用: 补脾益气，清热解毒。
用法: 蜜炙甘草炖食。
宜忌: 用量宜小，不宜与海藻、京大戟、红大戟、甘遂、芫花同用。

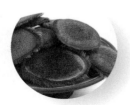

（鹿茸）

功用: 补肾壮阳，益精血，强筋骨。
用法: 1~2克，研末冲服。
宜忌: 服用本品宜从小量开始，缓缓增加，不可骤用大量，以免阳升风动，头晕目赤，或伤阴动血。凡热证，阴虚阳亢者均当忌服。

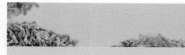

对证采药

肾精不固，虚火妄动

知柏地黄汤合五子衍宗丸

☑有手淫史
☑舌红尖甚苔黄，舌中梯状裂，脉细数

生地黄10克，熟地黄10克，山茱萸15克，山药30克，牡丹皮10克，泽泻10克，茯苓10克，知母15克，黄柏15克，覆盆子10克，五味子10克，韭菜子10克，菟丝子15克，枸杞15克。

用法：水煎服。

房劳过甚，肾阳耗伤

五子衍宗丸合地黄丸

☑精神，食欲尚可
☑嗜睡，大便软
☑舌红苔薄白，脉弦微数，尺弱

菟丝子10克，覆盆子10克，枸杞子15克，五味子10克，车前子15克，熟地黄20克，山药20克，山茱萸15克，泽泻10克，白茯苓15克，牡丹皮10克，怀牛膝20克，韭菜子10克，淫羊藿12克。

用法：水煎服。

劳伤太过，肾气衰微

五子衍宗丸加减

☑性生活时无力
☑自行萎软，不射精
☑面色偏红，舌红苔白
☑舌边有齿痕，脉细弦软数

菟丝子30克，五味子10克，覆盆子10克，枸杞子15克，车前子15克，韭菜子15克，升麻30克，葛根30克，怀牛膝15克，大蜈蚣3条，知母15克，黄柏15克，生地黄25克，淫羊藿15克。

用法：水煎服。

肾虚湿盛，清阳郁遏

萆薢分清饮加味

☑勃起不久即萎软
☑小便有沉淀物
☑舌红苔薄白而滑润
☑舌体胖有纹
☑舌边有齿痕
☑脉细弦无力，尺尤弱

益智仁12克，川萆薢15克，石菖蒲7克，台乌药12克，茯苓12克，甘草梢7克，川牛膝12克，车前子10克，菟丝子10克。

用法：水煎服。

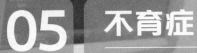

05 不育症

精子活力有办法增强吗

不育症是一个让许多男性感到困扰的问题，而精子活力不足则是其中一个常见的原因。许多男性都想知道，有没有办法能够增强精子的活力，从而提高生育能力呢？

🔍自查自测

脉象: □细　□弦软　□细弦软　□寸浮

舌质: □红　□边红甚　□暗　□胖　　　　**舌苔:** □淡黄　□薄黄

⌂家庭预治

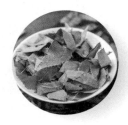

（淫羊藿）

功用: 补肾壮阳，强筋骨，祛风湿。
用法: 煎服，6~10克。
宜忌: 阴虚火旺者不宜使用。

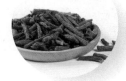

（仙茅）

功用: 补肾阳，强筋骨。
用法: 煎服，3~10克。
宜忌: 本品燥热有毒，不宜过量、久服，阴虚火旺者忌服。

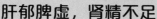

对证采药

肝郁脾虚，肾精不足

☐烦躁易怒，饮食减少
☐腰肢酸软
☐舌红边微甚苔淡黄
☐脉细弦微浮微数

四逆散合滋肾通关丸

北柴胡15克，炒枳壳10克，炒白芍15克，炙甘草6克，黄柏15克，生地黄20克，肉桂3克，知母15克，肉苁蓉15克，巴戟天15克，胡芦巴10克，神曲20克，北山楂15克，山萸肉10克，当归尾10克。

用法：水煎服。

阴虚火旺，肝肾亏虚

☐双手鱼际、口唇、下颌鲜红
☐纳香，眠可
☐遇急事则欲大便，小便尚调
☐舌红苔薄黄，脉细弦数

知柏地黄丸合大补阴丸

生地黄20克，赤芍15克，白芍15克，山茱萸肉10克，五味子10克，肉苁蓉10克，泽泻10克，当归10克，茯苓15克，牡丹皮20克，麦冬10克，黄柏15克，知母15克，炒苍术10克，龟胶10克（烊服）。

用法：水煎服。

脾肾两虚，气滞血瘀

☐形寒肢冷，容易疲倦
☐腰膝酸软，甚则皮下瘀斑
☐舌黯苔薄黄
☐脉沉细，左微涩

桃红四物汤加减

当归20克，川芎10克，生地黄15克，熟地黄15克，桃仁10克，川红花10克，赤芍30克，生黄芪50克，地龙10克，牡丹皮10克，五味子6克，菟丝子10克，山茱萸肉10克，凌霄花10克，浙贝母10克。

用法：水煎服。

脾肾阴亏，髓虚精弱，气滞血瘀

☐食前饥饿，稍食则饱
☐少寐，睡不深沉而易醒
☐小便调，大便稀软
☐舌红苔薄而淡黄
☐舌体偏胖，脉弦软数

滋肾丸加减

川芎10克，当归15克，白芍15克，党参12克，白术10克，生地黄25克，沙苑子30克，山茱萸肉15克，黄柏20克，知母20克，枸杞15克，制首乌10克，土茯苓30克，肉苁蓉15克，巴戟天15克，怀牛膝15克，川续断10克，煅龙骨25克，煅牡蛎25克。

用法：水煎服。

06 斑秃

除了剃光头还能

当我们谈论斑秃时，很多人可能会想到最直接的解决方案：剃光头。毕竟，头发全部剃掉后，斑秃的问题似乎就"消失"了。但剃光头真的就能解决所有问题吗？当然不是。这只是对问题的一种逃避，而不是真正的解决方法。

🔍 自查自测

脉象： □细弦　□细软少力　□细弦软　□寸浮　□缓

舌质： □红　□尖红甚　□淡红

舌苔： □舌尖少苔　□微黄　□淡黄　□白　□白滑

🏠 家庭预治

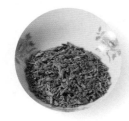

侧柏叶

功用：生发乌发。
用法：煎汤洗发，一周两次。
宜忌：外有创口时不可用。

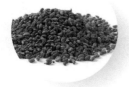

女贞子

功用：滋补肝肾，明目乌发。
用法：煎服，6~12克。
宜忌：酒制后效用增强。

对证采药

脾虚失健，营血不足

☑ 纳呆，大便少，几天一行
☑ 舌红尖甚，舌尖少苔
☑ 中根部苔微黄，脉细弦

黄芪桂枝五物汤加减

炙黄芪 10 克，炒白芍 10 克，桂枝 3.5 克，大红枣 2 枚，生姜 2 片，枸杞 10 克，当归 10 克，漂白术 10 克，北山楂 15 克，川芎 7 克，熟地黄 10 克，生麦芽 15 克，鸡血藤 12 克，制何首乌 7 克，枳实 6 克，生甘草 4 克，防风 6 克，陈皮 7 克，桔梗 4 克。

用法：水煎服。

冲任亏虚，瘀血阻滞

☑ 二便调
☑ 舌淡红苔淡黄，脉细软少力

温经汤加味

吴茱萸 3 克，桂枝 10 克，当归 12 克，白芍 15 克，川芎 10 克，牡丹皮 10 克，麦冬 10 克，阿胶 10 克（烊服），党参 15 克，炙甘草 10 克，法半夏 10 克，生姜 3 片，生黄芪 15 克，枸杞 10 克，熟地黄 15 克。

用法：水煎服。

心脾两虚，血虚发枯

☑ 常觉心悸，多有忧思
☑ 舌红苔白，脉细弦软，寸浮

归脾汤合四物汤加味

炙黄芪 30 克，党参 15 克，白术 10 克，茯神 15 克，炙远志 10 克，当归 10 克，炒酸枣仁 15 克，广木香 6 克，龙眼肉 10 克，生甘草 6 克，红枣 5 枚，生姜 3 片，川芎 10 克，生地黄 15 克，杭白芍 10 克，芡实 30 克，金樱子 30 克。

用法：水煎服。

肝肾不足，血虚生燥，瘀血阻络

☑ 纳食如常，二便尚调
☑ 舌质红苔白滑，脉缓

桃红四物汤加味

当归 15 克，川芎 10 克，赤芍 15 克，熟地黄 12 克，川红花 6 克，桃仁 10 克，炒柴胡 10 克，补骨脂 10 克，薏苡仁 15 克，防风 12 克，制何首乌 10 克，苍术 10 克，田七 3 克（打粉冲服），甘草 3 克。

用法：水煎服。

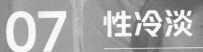

07 性冷淡
性欲低下,疲乏困重,不想动

生活在一个忙碌而又繁华的都市中,每天穿梭在高楼大厦之间,但内心却是一片空虚。你是否感觉自己仿佛失去了与这个世界相连的线索,整个人都被一种奇怪的疲乏所笼罩,性欲低下,对生活失去了兴趣。

🔍 自查自测

脉象: □弦　□弦细　□滑数　□沉迟　□细　□细弱

舌质: □淡　■红　■淡胖　□边有齿痕　　**舌苔:** □薄白　□黄腻

🏠 家庭预治

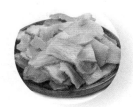

(黄精)

功用:补气养阴,益肾。
用法:煎服,9~15克。
宜忌:脾虚湿阻者不宜用。

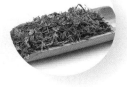

(金钱草)

功用:利湿退黄,利尿通淋,解毒消肿。
用法:煎服,15~60克。
宜忌:肾病患者忌用。

对证采药

肝气郁结

☑情怀抑郁，胸胁胀痛
☑嗳气，脘闷不适，食少便溏
☑舌质淡，苔薄白，脉弦或弦细

四柴胡疏肝散

陈皮、柴胡各6克，川芎、枳壳、芍药各4.5克，甘草（炙）1.5克，香附4.5克。

用法：水煎服。

湿热下注

☑阴囊瘙痒或潮湿多汗
☑泛恶口苦，胁胀腹闷，肢体困倦
☑尿黄赤涩灼痛，大便不爽
☑口黏口苦，舌质红
☑苔腻黄，脉滑数

龙胆泻肝汤

龙胆草6克，黄芩9克，栀子9克，泽泻12克，木通6克，车前子9克，当归3克，生地黄9克，柴胡6克，甘草6克。

用法：水煎服，亦可制成丸剂，每服6~9克，每日2次，温开水送下。

命门火衰

☑阳痿不举，性欲减退
☑或举而不坚，精薄清冷
☑神疲倦怠，畏寒肢冷
☑舌淡胖，苔薄白，脉沉迟或细

赞育丹

熟地黄250克，白术250克，当归、枸杞各180克，仙茅、杜仲、山茱萸、淫羊藿、巴戟肉、肉苁蓉、韭子各120克，蛇床子、附子制、肉桂各60克。

用法：每服9克，温开水送下。

心脾亏虚

☑心悸，失眠多梦
☑神疲乏力，面色萎黄
☑食少纳呆，腹胀便溏
☑舌淡边有齿痕，苔薄白，脉细弱

归脾汤

白术、茯神、黄芪、龙眼肉、酸枣仁各18克，人参、木香各9克，甘草6克，当归3克，远志3克。

用法：加生姜、大枣，水煎服。

08 尿路感染

排尿时有灼热感，尿液浑浊，怎么办

　　尿路感染是一种常见的泌尿系统疾病，通常由细菌侵入尿道引起。当尿路感染发生时，患者可能会感到排尿时有灼热感，尿液浑浊，甚至伴有尿频、尿急、尿痛等症状。那么，面对这种情况，我们应该怎么办呢？

🔍自查自测

脉象： □数有力　□细数　□细　□略弦

舌质： ▨红　▨尖红甚

舌苔： □微黄　□黄　□稍厚　□薄黄　▨根厚　□黄厚

⊞家庭预治

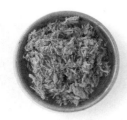

（茵陈）

功用：清利湿热，利胆退黄。
用法：外用适量，煎汤熏洗。
宜忌：蓄血发黄者及血虚萎黄者慎用。

（海金沙）

功用：利尿通淋，清肺止咳，凉血止血。
用法：煎服，6~15克，包煎。

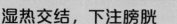

对证采药

湿热交结，下注膀胱

☑ 小便频数，急胀，灼热
☑ 纳呆，伴食则恶心呕吐
☑ 并口苦咽干，大便结
☑ 舌红苔微黄，脉数有力

干姜黄芩黄连人参汤加减

干姜6克，黄芩5钱，黄连9克，黄柏15克，滑石15克，甘草3克。

用法：水煎服。

阴虚内热，湿热下注

☑ 口苦口渴，小便时涩痛难忍
☑ 甚则尿中夹有血丝
☑ 舌红苔黄而稍厚，脉细数

三物黄芩汤加味

黄芩10克，苦参15克，生地黄15克，车前草30克，木通10克，生大黄6克，萹蓄15克，滑石粉30克（包煎），生甘草5克，生栀子10克，郁金15克。

用法：水煎服。

外感风邪，水湿外泛

☑ 尿频尿急而灼热，伴腰疼
☑ 舌红苔薄黄，舌根苔厚，脉细

麻黄连翘赤小豆汤加减

赤小豆12克，连翘10克，杏仁10克，杜仲15克，生麻黄5克，甘草6克，生姜2片，川黄连6克，黄柏12克，黄芩12克，干姜5克。

用法：水煎服。

肾虚郁热，热结下焦

☑ 发作尿频，尿痛，尿灼
☑ 大便先硬而软，每日1解
☑ 纳眠可
☑ 舌红尖甚苔黄厚，脉细数略弦

小蓟饮子加味

生地黄20克，小蓟15克，藕节15克，生蒲黄15克，五灵脂15克，当归10克，竹叶10克，栀子10克，滑石粉15克，生甘草10克，黄芩10克，青黛10克。

用法：滑石粉、青黛包煎，水煎服。

213

01
按穴位

1 眼睛干涩或见风流泪时，可以按摩**离腕横纹三指**的穴位，这有助于快速缓解流泪症状，对干涩症状则需多按摩一会。

2 咳嗽时，按摩**离腕横纹三指**的穴位，对于各类咳嗽都有快速、临时止咳的效果。

3 咽痛时，可以按摩**少商穴**，以缓解咽部的不适，如疼痛、干燥、痒或异物感。

4 牙疼时，选择按摩**劳宫穴**，这对于治疗牙疼有长效。

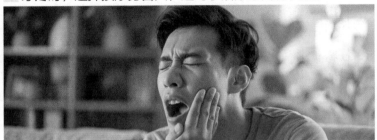

5 过敏性鼻炎患者，艾灸**大椎穴**会有很好的缓解效果，坚持艾灸一个月还可能达到部分治愈的效果。

6 肩周炎患者可以按摩**足三里下一寸左右的痛点**，同时活动肩周，以减轻疼痛。

02
简单动作
缓解病痛

1 对于头疼的问题，我们可以尝试进行**深呼吸练习**。深呼吸可以帮助我们放松紧张的神经，减轻头疼的症状。具体操作方法是：坐在安静的地方，闭上眼睛，用鼻子深深地吸气，然后再慢慢地呼出来。重复这个动作数次，你会发现头疼的症状有所缓解。

2 对于腰酸背痛的问题，我们可以尝试进行简单的**拉伸运动**。比如，站立时，双手扶住椅背或墙面，向后弯腰，使身体呈现出一个轻度的后仰姿势，然后保持数秒钟。这个动作可以帮助我们拉伸腰部的肌肉，缓解腰酸背痛的不适感。

3 对于肩颈僵硬的问题，我们可以尝试进行**颈部转动操**。具体操作方法是：坐直或站直，慢慢将头部向左右两侧转动，尽量使耳朵贴近肩膀。每侧转动数次后，再尝试将头部向前、向后倾斜，以拉伸颈部的肌肉。这个动作不仅可以缓解肩颈的僵硬感，还能帮助我们预防颈椎病的发生。

1 吃饭时，**第一口饭嚼七七四十九下**再咽下去，养成习惯后，饭量会自然减半，有助于减肥。

2 **用凉水泡红茶**：与青菜或胡萝卜相比，一份红茶含有更多的抗氧化物质，能有效抵抗皱纹或癌症的侵扰。

3 **吃完快餐喝一大杯水**：由于快餐中的热量和盐通常超标，一大杯水可以稀释体内钠的浓度，有助于预防高血压。

4 **每餐之前喝两杯水**：这样做可以保持身体的水分平衡，同时控制食量。有研究显示，饭前喝两杯水能减少饥饿感和食物摄入量，有助于减肥。

5 **复合维生素早饭后吃**：补充适合自己的复合维生素对身体健康大有裨益。

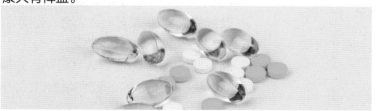

6 **睡前吃些高纤维食品**：睡前半小时吃些低热量的碳水化合物、零食有助于睡眠。

7 **少食多餐**：每天分为多次进食，每次少量。这样有助于补充营养，同时也有助于养成良好的饮食习惯，尤其适用于体质较好的人。

1 **玫瑰花茶**：含有丰富的维生素 C 和多种抗氧化物质，有助于美容养颜、保护视力，同时还能活血散瘀、理气解郁和调经止痛，有利于缓解疲劳。

2 **金银花茶**：具有清热解毒、降血压、抗病毒等功效。常用于治疗感冒、咳嗽等症状，适量饮用可以对这些病症起到一定的缓解作用。

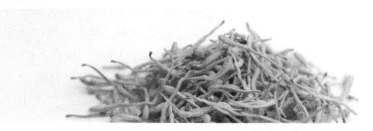

3 菊花茶: 具有疏风清热、解毒明目的功效。适量饮用菊花茶还能清热降火，对口干口渴、头痛、眼疼等症状也有缓解作用。此外，菊花人参茶则有利于益气养阴、强健筋骨，并且还具有一定的清热下火、护肝明目的功效。

4 薰衣草花茶: 能够安神助眠、缓解焦虑、消除疲劳，非常适合失眠、情绪不稳等人群饮用，有助于改善这些状况，保持心神宁静。

05
坚持认真梳头

1 防止脱发: 梳头发过程中按摩头皮，使头发得到滋养，具有防止脱发的作用，还可以改善发质。

2 改善睡眠: 梳头发可刺激百会、强间、四神聪等穴位，产生安神效果，有助于改善失眠症状。

3 疏通经络: 头部分布着人体经络，如督脉、足太阳膀胱经、足少阳胆经等，梳头发可起到疏通经络的作用。

06
每晚坚持泡脚

1 醋泡脚: 在温水中加入几匙白醋。用醋泡脚可以滋润皮肤，消除疲劳，并有助于治疗睡眠障碍。

2 艾叶泡脚: 取 50 克艾叶（一把即可），放在锅内加水，水开后再熬 10 分钟熄火，倒入盆中，等水自然冷却到脚可以适应的温度开始泡脚，一直泡到全身微汗。艾叶泡脚有驱寒治感冒的功效，泡完后按摩涌泉穴 50~100 下，有助于休息。

3 红花泡脚: 红花具有活血化瘀、促进血液循环的功效。冬天用红花泡脚有很好的保健效果，既温暖全身，还对睡眠有益。一次熬制的红花药汁可以泡 2~3 天，不必天天更换。

4 姜汁泡脚: 在温水中加入几块打扁的生姜，姜汁泡脚有散寒的作用，对于缓解手脚冰凉症状有很好的效果。

5 盐水泡脚: 在半盆热水中加入两大匙盐巴。盐水泡脚能够杀菌消毒，防止脚气病，同时还可以使足部皮肤保持光滑清洁。此外，盐水还可以促进血液循环，减轻疼痛和炎症。